내 삶을 완성하는

더 나은 죽음

주의: 개별적인 상황에 필요한 의학적, 법적 조언은 이 책의 내용과는 별도로 해당 분야의 전문가에게 구해야 합니다.

차례

낯설지만 누구나 가야 하는 길

손명세 | 연세대학교 보건대학원장, 유네스코 생명윤리심의위원회 위원

죽음은 어느 누구도 원하지 않지만 피해갈 수 없는 필연적 사건이다. 질병과 노화를 극복하기 위해 인류가 발전시킨 수많은 성취에도 불구하고 죽음은 우리에게 영원히 해결할 수 없는 과제로 남아 있다. 죽음은 우리에게 두려움과 고통을 가져다주지만 한편으로 죽어가는 과정의 경험과 태도를 통해 인간의 존엄성을 드러낼 수 있다는 의미를 갖는다.

이 책은 사람들이 그다지 반기지 않는 주제인 죽음을 이야기한다. 우리는 죽음을 잊은 채 살아가거나 일상적인 대화에서 제외시키려고 한다. 우리 사회가 전통적으로 죽음에 대한 언급을 불길하게 생각하고 삼가는 미신을 갖고 있기도 하고, 살기도 바쁜 세상에서 죽음을 걱정한다는 것이 부정적으로 여겨지기 때문이다.

그렇지만 죽음에 무관심하게 살다가 아무 준비 없이 세상

을 떠나야 하는 시간이 온다면 뜻하지 않은 대가를 치러야 할지도 모른다. 오늘날 대부분의 사람들이 병원에서 죽음을 맞이하는 상황에서 많은 이들이 삶을 정리해야 하는 소중한 시간을 자의나 타의에 의해 생명을 연장하기 위한 부질없는 싸움으로 허비한다. 그 결과 우리는 임종 과정을 삶의 경험으로 받아들이고 마지막 순간까지 인간의 존엄성을 지키면서 성숙할 수 있는 기회를 놓치고 있다. 더 이상 회복이 불가능하고 어떤 의학적 조치도 고통만 더해줄 것이라고 판단되는 순간이 되면 생명 연장에 대한 집착을 버리고 죽음을 담담하게 친구처럼 맞이해야 하는 것이 보다 현명한 태도가 아닐까?

현대 의학이 하루가 다르게 발전하고 있는 오늘날, 이제 우리 사회와 개인들이 '당하는 죽음에서 맞이하는 죽음'으로 관심을 옮겨야 할 때가 되었다.

당하는 죽음에서 맞이하는 죽음으로

당하는 죽음에서 맞이하는 죽음으로의 변화는 임종 과정에 대한 정보를 제공하고 존엄한 죽음에 대한 권리를 보호하는 법적인 조치를 확립하는 일과 함께 말기 환자를 돌보는 사회복지를 확대하는 것으로 구체화할 수 있다.

의학은 지금까지 죽음을 앞둔 환자들을 치료하면서 정작

본인의 의사를 배제하고 주인이 된 양 행세해왔다. 한국에서 1998대 이후, 특히 지난 2009년 세브란스 병원에 입원했던 김 할머니 사건 이후 봇물 터지듯 확산되는 품위 있는 죽음에 대한 욕구와 그 수단으로서 환자의 자기결정권 보장과 특히 '사전의료의향서事前醫療意向書'를 작성하자는 운동은 이러한 의학의 독재로부터 인간적 품위를 지키려는 욕구의 발로라고 할 수 있을 것이다. 아직까지 환자의 자기결정권이 의미하는 바가 무엇이며, 환자 본인이 직접 결정할 수 있는 범위에 대해서는 완전한 사회적 합의가 이루어지지 않고 있다. 그렇다고 해도 이미 우리 사회가 임종을 앞둔 환자의 자기결정권 보호를 위한 첫걸음을 떼었으며 앞으로 나아갈 방향을 제시하는 지침이 필요하다는 인식을 갖게 되었다는 데 큰 의미가 있다.

이제 사전의료의향서 쓰기 운동을 확산할 때

사전의료의향서 쓰기 운동은 자신의 죽음을 의미 있는 경험이 될 수 있도록 준비하는 이들에게 사전의료의향서에 관한 정보와 양식을 제공하고, 작성한 내용이 효력을 가질 수 있도록 도와주는 서비스다. 사전의료의향서를 준비하는 것은 언젠가 삶과 작별해야 하는 시간이 되었을 때 무의미한 의료행위로 고통을 받고 싶지 않다는 의사를 표시하는 가장 기본적인 권리 주장이라고 할 수 있다.

존스홉킨스 의대의 교수이자 보건의료정책 입안자로 일하는 필자는 보다 많은 사람들에게 연명시술에 대한 의학적 정보를 제공하고 사전의료의향서 작성을 통해 자기 결정권을 행사해야 하는 필요성을 인식시키기 위해 이 책을 썼다고 말한다. 연명시술을 둘러싸고 세상을 떠들썩하게 한 사건들과 필자가 개인적으로 경험한 다양한 사례들을 읽다보면 죽음 준비의 필요성이 설득력 있게 다가온다.

앞으로 사전의료의향서를 작성하는 것이 성인이라면 누구나 준비해야 하는 사회적 운동으로 발전하리라고 기대하면서, 부디 품위 있는 죽음에 관심을 가진 분들이 이 책을 통해 요긴한 정보를 얻을 수 있기를 바란다.

2012. 5. 30.

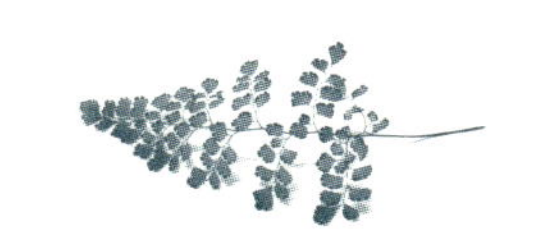

그 때와 지금

100년 전으로 거슬러 올라가 보자. 펜실베이니아 주 서부에서 농사를 짓는 해럴드 존슨은 나이 50세로 이미 당시의 평균 수명보다 오래 살고 있었다. 그의 형제 두 명과 자녀 한 명은 20세가 되기도 전에 세상을 떠났고 며느리 한 명은 출산을 하다가 숨을 거두었다. 그 모든 아픔을 이겨내고 해럴드는 26년 전 결혼한 아내 마사와 자녀 넷을 부양하는 가장으로 성실하게 살았고 얼마 전에는 둘째 손자가 태어났다.

하지만 이제 해럴드는 세상과 작별해야 할 시간이 가까워지고 있었다. 독감에 걸리더니 겨우내 감기 기운이 떠나지 않았고, 힘쓰는 일을 하고 나면 느껴지는 가슴 통증이 점점 심해졌다. 봄이 되자 그는 하는 수 없이 농사일을 아들들에게 모두 맡기기로 했다. 여름이 끝나갈 무렵에는 조금만 움직여도 숨이 가빴고 기력이 쇠진하여 거의 하루 종일 누워서 보냈다.

해럴드 가족의 주치의인 리드 박사는 예일 의대에서 수학

하고 당시의 첨단 의학에 정통한 유능한 의사였다. 리드 박사가 처방해주는 니트로글리세린 알약으로 해럴드는 몇 년 동안 통증을 달랠 수 있었으나, 급기야는 심장근육이 약화되면서 혈류량이 감소했다. 안색이 창백해졌고, 폐에 물이 차기 시작하면서 숨쉬기가 점점 힘들어졌다. 결국 폐렴에 걸렸다.

해럴드의 집을 방문한 리드 박사는 그들 부부가 짐작하고 있던 사실을 확인해주었다. 리드 박사는 이제 자신이 해럴드에게 해줄 수 있는 것이 별로 없다고 말했다. 그의 왕진 가방은 거의 비어 있었다. 해럴드의 폐렴을 치료할 수 있었을지도 모를 항생제는 그 후 30년이 지나서야 세상에 나왔다. 그의 심장 기능을 회복시킬 수 있었을지도 모를 심장 수술법, 의료기기, 치료약이 나오기까지는 그보다도 더 늦게 70-90년이 지나야 했다.

하지만 리드박사가 그들에게 아무런 도움이 되지 않은 것은 아니었다. 해럴드는 오랫동안 그의 가족을 알고 지내온 리드 박사 덕분에 좀 더 편안하고 품위 있게 죽음을 맞이할 수 있었다. 리드 박사는 매일 집으로 찾아와 해럴드의 맥박을 짚어보고 체온을 재고 증상의 변화를 기록하고 최대한 편안하게 지낼 수 있는 방법에 대해 조언을 해주었다. 그리고 마침내 헤럴드의 임종이 가까워지자 그의 자녀들과 손자들, 교회 목사, 볼티모어에 사는 동생을 불러올 때가 되었다는 것을 알려주었다.

당시 폐렴은 '노인의 친구'라고 불렸는데, 그 이유는 폐렴에 걸리면 점차적으로 비교적 신속하고 수월하게 생을 마감했기 때문이었다. 가족들과 친구들이 찾아와서 헤럴드에게 작별 인사를 하고 그들이 함께 했던 좋은 시절과 궂은 시절을 회상하며 담소를 나누었다.

해럴드는 시간이 갈수록 호흡이 거칠어지더니 의식이 오락가락하다가 마침내 혼수상태에 빠졌다. 그는 아내와 자녀들과 손자들이 옆에서 지켜보는 가운데 마지막 숨을 거두었다.

그로부터 어느덧 100년이 흘렀다. 해럴드의 증손자 빌은 83세가 되었다. 그는 53세에 세상을 떠난 증조부보다 이미 30년이나 더 오래 살았다. 세 명의 자녀에게서 다섯 명의 손자가 태어났고 모두 아무 탈 없이 잘 자라서 성인이 되었으며 얼마 전에는 첫 증손자를 보았다.

빌은 75세에 전립선암 진단을 받을 때까지 아내 앨리스와 함께 활동적으로 생활했다. 그는 수술과 화학요법을 받으며 몇 년 동안 암을 억제할 수 있었지만 8년 만에 결국 재발했고 이번에는 치료가 되지 않았다. 몸 전체에 암이 퍼지기 시작하자 종양 전문의, 치료방사선과 전문의, 외과 전문의, 내과 전문의의 진단을 받아야 했다. 그 전문의들은 빌이 처음 전립선암에 걸린 이후부터의 경과에 대해 충분히 파악하고 있었지만, 빌 부부를 개인적으로 알지는 못했다.

　빌의 상태가 수술로 도움을 받을 수 있는 범위를 벗어나자 외과 전문의는 그를 치료하는 의료팀에서 물러났다. 화학요법과 방사선치료 역시 더 이상 효과가 나타나지 않자 해당 분야의 전문의들도 그에게서 손을 뗐다. 내과 전문의는 진통제를 처방하고 이런저런 검사를 하며 추적을 계속했지만 빌의 상태는 점점 더 악화되었다. 결국 그는 상주 의사들이 근무하는 병원으로 옮겨갔다. 그 곳에서 빌은 다시 낯선 의사들과 만났다.

　빌은 세상을 떠나기 전까지 18개월 동안 입원과 퇴원을 반복했다. 자녀들과 손자들이 병원으로 찾아갔지만 환자의 생명을 연장해주는 현대의 의료 체계와 설비가 빌과 그와 가족들 사이를 가로막는 장애가 되었다.

　빌 역시 마지막에는 그의 증조부를 저 세상으로 데려간 폐렴에 걸렸다. 폐렴균은 현대의 항생제로 신속하게 퇴치할 수 있었으나 대신 간 기능이 저하되면서 얼마 안가 심장이 멈추었다. 100년 전 헤럴드는 집에서 사랑하는 가족들에게 둘러싸여 숨을 거두었지만, 빌은 인공호흡기가 주입하는 공기로 폐가 잔뜩 부풀어 오른 채 중환자실의 칸막이 안에서 모니터, 기계, 튜브에 둘러싸여 홀로 세상을 하직했다. 병원에서 밤을 지새우며 몸과 마음이 지칠 대로 지친 그의 아내는 그 날 저녁 마침 집에 가고 없었다. 아무도 빌의 죽음이 임박했다는 사실을 그녀에게 알려주지 않았다.

과거와 현재의 장점만을 취할 수는 없을까?

위의 두 이야기에서 각각 어떤 면이 바람직하고 어떤 면이 아쉬운지 판단하기는 어렵지 않다. 첫 번째 이야기에서 해럴드는 가족들과 친구들을 곁에 두고 개인적이고 인간적인 보살핌을 받았지만 생명을 구하는 현대 의학의 혜택을 충분히 받지 못했다. 두 번째 이야기에서 헤럴드의 증손자인 빌은 의학의 발달 덕분에 더 건강하게 더 오래 살 수 있었다. 하지만 임종을 앞둔 시점에서는 의사들이 계속 바뀌는 바람에 인간적인 접촉에서 점점 멀어졌고 이런저런 검사에 시달리다가 의료 기기에 둘러싸인 채 세상을 떠났다. 그의 존재는 한낱 기능을 잃어가는 장기들의 집합체로 축소되었고, 가족과 친구들로부터 격리되어 홀로 죽음을 맞이해야 했다.

그러면 과거와 현재의 장점을 취할 수 있는 방법은 없는 것일까?

지금 우리는 인류 역사상 그 어느 때보다 건강한 삶뿐 아니라 편안한 죽음을 위한 의료 관련 결정에 능동적으로 참여할 수 있는 시대에 살고 있다. 물론 어떤 사람에게는 운명적으로 그런 기회가 주어지지 않을 수도 있다. 치명적인 발작이나 관상동맥 폐쇄, 또는 사고나 다른 충격으로 갑작스럽게 죽는 사람들도 있다. 하지만 암, 심장병, 퇴행성 질환 등, 한때 시한부 판정을 받았던 질병들은 이제 대부분 치료가 가능해졌다. 그리고 대부분의 환자의 경우 죽는 시점을 정확하게 알 수는 없더라도 어느 정도는 미리 짐작할 수 있다.

그렇다. 오늘날 우리는 사람들이 임종을 할 때 어떤 일이 왜 일어나는지에 대해 많은 것을 알고 있다. 다시 말하자면, 과거 어느 때보다 훨씬 더 많은 정보와 이해를 갖고 죽음에 접근할 수 있게 되었다. 이러한 변화는 또한 우리가 언제 어디서 어떻게 임종을 맞이할 것인지에 대해 스스로 선택할 수 있는 개인의 권리를 보호하는 쪽으로 방향 전환이 필요하다는 것을 의미한다.

생명이 탄생하는 출산 과정에서는 이러한 변화가 좀 더 일찍 시작되었다. 과거에는 산모들이 집에서 조산사의 도움을 받아 출산을 했지만 의학의 발달이 주는 혜택이 증가하면서 산부인과 전문의가 관리하는 병원 분만이 일반화되었다. 그 과정에서 예전 같았으면 포기할 수밖에 없었던 아기와 산모의 생명을 구할 수 있게 되었다. 하지만 한편으로는 병원에서 산모가 가족들로부터 격리되는 결과를 가져왔고, 인간적인 연결이 주는 정신적이고 심리적인 가치는 과학적 효율성에 밀려 후퇴했다. 그러자 부모들과 일부 의료 전문가들 사이에서 의학이 주는 혜택을 희생하지 않는 범위 내에서 출산 과정을 다시 인간적으로 돌려놓을 것을 요구해왔고, 요즘은 대부분의 병원에서 산모와 함께 남편이나 다른 가족이 분만실에 들어가는 것을 허락하고 있다. 또한 병원 분만실을 가정과 같은 환경으로 꾸미고 산모들에게 조산사와 출산 지도사의 도움을 받도록 하고 태교 교실을 열기도 한다. 이처럼 출산 환경이 발전할 수 있었던 이유는 '과거와 현재의 장점을 취해야 하는 필요성'을 인식했기 때문이다.

한편, 생명을 연장하는 새로운 의학 기술이 하루가 다르게 발전하면서 우리가 삶을 마감하는 방식을 전적으로 자연의 힘에 맡기지 않을 수 있게 되었다. 하지만 그 이면에는 연명시술을 둘러싼 의학적이고 윤리적인 문제에 대한 논란이 일어날 소지가 점점 증가하고 있다. 또한 베이비붐 세대가 노년에 접어들면서 오늘날 개인과 국가가 부담해야 하는 의료비가 급증하고 있는 까닭에 그 어느 때보다 임종을 앞둔 환자나 그 가족이 연명시술에 대해 선택할 수 있는 자기결정권에 대한 요구가 절실해지고 있다.

이 모든 논란과 부담에서 자유로워질 수 있는 가장 주체적이면서 가장 경제적인 방법은 사전의료계획을 통해 우리 각자가 임종을 앞둔 상황이 되었을 때 어떤 의료 서비스를 받을 것인지에 대해 미리 선택하는 것이다.

삶을 마무리하고 죽음과 화해하는 시간

내가 이 책을 쓴 목적은 우리가 생을 마감해야 하는 시간이 왔을 때 현대 의학과 법이 허락하는 범위 내에서 어떤 의료 조치를 받을 것인지 우리 각자가 스스로 선택할 수 있다는 사실을 널리 알리는 것이다. 독자들은 이 책을 읽으면서 언젠가 세상을 떠나야 할 때가 되었을 때 어떻게 하면 여생을 좀 더 편안하고 평화롭게 지내다가 가족들과 친구들에게 좋은 기억을 남기고 떠날 수 있는지에 대해 생각해보는 시간을 가질 수 있을 것이다.

죽음을 이야기하는 것이 왠지 께름칙하고 불편하게 느껴질지 모르지만, 사람은 누구나 언젠가 죽는다는 사실은 부정할 수 없다. 이 문제에 대해 미리 생각하고 준비한다면 삶을 마무리해야 하는 시간에 불필요한 고통과 갈등을 피할 수 있고, 마지막 순간까지 각자가 중요하게 생각하는 가치를 반영한 의미 있는 삶을 살 수 있을 것이다.

나는 이 책의 제목을 헤니 영맨(영국의 코미디언)이 오래 전에 우스갯소리로 한 말처럼 "죽는 것은 각자 알아서 하세요...제발," 이라고 지을까도 생각했다. 하지만 이 책에서 내가 하고자 하는 이야기는 농담이 아니다. 우리가 각자 자신의 죽음을 스스로 책임진다면 실제로 모든 사람들이 좀 더 행복해진다. 의사로서 나는 환자들이 무엇을 원하는지도 모르는 상황에서 그들의 생사를 좌우할 수 있는 결정을 내려야 하는 입장에 처하고 싶지 않다. 그리고 정책 입안자로서는 정부가 개인의 의료 문제에 일일이 간섭하는 것보다는 우리 스스로 결정하는 권리를 행사할 수 있기를 바란다.

사람은 누구나 자신이나 가족이 어느 날 치명적인 사고를 당하거나 불치병 진단을 받는다면 당연히 엄청난 정서적 충격에 빠진다. 설상가상으로 의학적, 심리적, 금전적으로 민감하고 복잡한 문제들이 발생한다. 그런 상황에서는 평소에 아무리 침착하거나 냉정한 사람이라고 해도 판단력이 흐려질 수밖에 없다. 또한 종종 화목한 가족들 사이에서도 갈등이 생기고 의견 대립이 일어난다.

게다가 현대의 의료 체계는 환자들과 그 가족들에게 또 다른 부담 요인이 되고 있다. 우리는 이름도 생소한 기관에서 만든 규칙과 규정이 요구하는 절차에 시달리면서 때로는 속임수에 당하는 기분을 느낀다. 무엇보다 불합리한 관행들이 환자의 의료비 부담을 가중시킨다. 얼마 전 나는 열린 주의회 공청회에 참석한 의료 관련 '전문가'들에게 감기처럼 일반적인 질병들을 치료하는 비용이 얼마나 되는지, 보험으로 보상을 받는 부분을 제외하고 개인이 얼마나 부담을 해야 하는지 정확히 알고 있는 사람은 손을 들어보라고 했다. 아무도 손을 들지 않았다. 중병을 치료하는 경우에는 이러한 불확실성이 더욱 심각하다. 우리는 단지 국가가 건강보험제도를 효율적으로 운영해서 국민들을 좀 더 편안하게 해줄 것이라고 기대할 뿐이다.

사전의료계획이라는 표현이 생소하고 어렵게 느껴질 수 있다. 하지만 사실은 '사전의료의향서事前醫療意向書'라고 불리는 간단한 서류를 작성하기만 하면 된다. 사전의료의향서는 '생전 유언'이라는 이름으로 불리기도 하는데 그 이유는, 일반적인 유언장이 사후에 공개되는 것과 달리, 사전의료의향서는 우리가 살아 있는 동안 공개하는 것을 목적으로 하기 때문이다. 또는 '존엄한 죽음을 위한 선언서'라는 제목을 붙이기도 한다. 어떤 제목으로 하든지 보통 다음과 같은 내용을 갖추는 것이 필요하다.

1. 회복이 불가능한 말기 상태로 임종을 앞두고 있을 때 어떤 연명시술을 받을 것인지 선택한다.
2. 본인이 결정할 수 없을 상황에 대비해서 대신 결정해줄 '의사결정 대리인'을 지정할 수 있다.
3. 사후 지시: 장기 기증이나 시신 기증, 시신의 처리, 장례 절차에 대한 입장을 밝힌다.
4. 문서화: 사전 의료의향서에 작성한 내용이 효력을 지닐 수 있도록 본인이 서명을 하고 증인의 서명을 받는다.

사전의료의향서는 직접 진술하는 형식으로 작성하거나 만들어진 양식을 구해서 사용할 수 있으며, 어떤 식으로 하든 어렵지 않다. 몇 가지 의료적 문제에 대해 생각하고 결정하면 된다. 혼자 작성할 수도 있고 가족들이나 친구들과 상의해서 작성할 수도 있다. 일단 사전의료의향서를 작성해서 적당한 장소에 보관하고 나면 깊은 안도의 숨을 내쉬게 될 것이다. 우리 삶이 다하는 마지막 순간까지 우리 자신의 신념에 따라 살 것이며, 가족들을 포함해서 의료 결정에 참여하는 사람들이 겪어야 하는 부담과 고민을 덜어줄 것이라고 생각하면 스스로 대견해지고 뿌듯한 기분을 느낄 것이다.

이 책을 통해 나는 사람들에게 사전의료계획의 필요성을 인식시키고 어떤 의료 조치를 받을 것인지 선택하는 데 도움이 되는 정보를 제공하고자 한다. 나는 의사이며 존스홉킨스 블룸버그 공중보건대학원의 교수이자 주의회 의원로 일해 온 경험에 비추어 이야기할 것이다. 우리의 삶이 단지 병원에서 최종 진단을 내리고 사망확인서에 '사인死因'을 적고 법적 절차를 거치는 것으로 끝나는 것이라면 허망하지 않을 수 없다. 인간은 세상과 작별하는 그 순간까지 각자 자신의 가치관과 믿음에 일치하는 방식으로 살 수 있어야 한다는 것이 내 생각이다.

이러한 맥락에서 우리는 현대의 의료 체제가 소홀히 하기 쉬운 인간적 존엄성을 되찾고 하루가 다르게 발전하는 생명 연장 기술에 대해 알고 선택하는 권리를 주장할 수 있어야 한다. 그러한 힘을 갖고 있다고 생각하면 그 자체만으로도 큰 위안이 될 수 있다. 거친 바다 한가운데로 나갔을 때 날씨와 파도는 통제할 수 없다고 해도 적어도 진로를 결정할 수 있는 방향타는 반드시 필요하다.

언젠가는 사전의료의향서를 작성하는 것이 운전면허증을 받거나 세금을 내거나 은퇴를 위해 저축을 하는 것처럼 누구나 당연히 하는 일로 여기게 되기를 바란다. 모든 여행이 그렇듯이, 이 문제도 역시 첫발을 내딛고 주변 상황을 꼼꼼히 살펴보는 것으로 시작할 필요가 있다. 죽음에 대해 읽고 생각하는 것이 불편하게 느껴질 수도 있지만 현명한 선택을 하기 위해서는 구체적인 정보가 필요하다. 자, 그럼 시작해보자.

1
삶과 죽음, 그리고 준비

우리는 죽음에 대해 이야기하기를 꺼린다. 우리 자신의 죽음에 대해서는 말할 나위도 없다. 마치 모른 척 하고 있으면 죽음이 우리를 내버려 두고 그냥 지나쳐갈 것처럼 느끼는 듯하다. 나는 메릴랜드 주 의회의 의원으로 일하면서 사람들이 죽음이라는 인간의 보편적이며 실존적인 문제보다 세금인상, 폭력 범죄, 하수처리에 관심이 많다는 것을 잘 알고 있다. 죽음에 대해 진지하게 이야기하려고 하면 종종 병적인 사람 취급을 받기 십상이다. 하지만 우리가 아무리 죽음을 부정하려고 해도, 지구상에서 의학이 가장 발달한 나라에 사는 사람이나 가장 가난한 나라에 사는 사람이나, 결국 죽는 것은 누구나 마찬가지다.

책, 텔레비전, 영화에서는 의문의 살인사건이나 폭력적인 죽음을 즐겨 다룬다. 어떤 사람들은 그 이유에 대해 우리가 죽음을 안전한 거리를 두고 간접적으로 경험하기를 원하기 때문이라고 말한다. 언제라도 책을 덮거나 화면을 꺼버리는 것처럼 통제 가능한 매체를 통해서만 죽음을 이해하려고 한다는 것이다. 죽음을 말할 때도 저승에 가다, 영면에 들다, 세상을 하직하다, 눈을 감다, 불귀의 객이 되다, 등등 완곡하게 표현하는 것을 편하게 느낀다.

사실 중년 이후가 되면 대부분의 사람들은 친척이나 친지와 사별하는 경험을 한다. 하지만 요즘은 병원에서 모든 절차가 진행되기 때문에 실제로 옆에서 누군가가 죽어가는 모습을 지켜보거나 죽은 시신을 직접 눈으로 보는 경우는 흔하지 않다. 나는 이처럼 죽음이라는 현실에서 우리를 분리시키는 문화가 사람들로 하여금 폭력적인 게임이나 동영상을 즐기고 실제로 인명을 경시하게 만드는 원인이 될지도 모른다는 생각이 들곤 한다.

현대 의학 발달의 이면

생명 연장의 의학 기술이 우리의 수명을 연장해주고 있는 것은 분명한 사실이다. 내가 의사로 일하기 시작했을 무렵에는

90세 이상의 환자를 만나는 일이 드물었다. 그런데 얼마 전 나는 응급실에서 한 차례 교대 근무를 하는 동안 80대 환자 네 명, 90대 환자 여섯 명, 그리고 100세가 넘은 환자 두 명을 만났다. 예전에는 100세가 넘은 환자가 나타나면 응급실 직원들이 수군거리곤 했다. 지금은 일상이 되었다.

오늘날 우리는 그 어느 때보다 더 오래, 더 건강하게 살고 있다. 요즘 '60대는 새로운 40대' 라고들 말한다. 많은 사람들이 평생을 살면서 두세 번 직업을 바꾸고, 65세에 은퇴를 해도 새롭게 할 수 있는 일을 찾는다. 공중보건과 위생 관리가 크게 향상되었을 뿐 아니라 진단검사(자기공명영상MRI, 컴퓨터 단층촬영CT, 양전자 단층촬영PET 등등), 치료법, 의료설비, 의약품, 생명공학이 괄목할만한 발전을 이루고 있는 덕분이다. 짧은 시간에 정말 멀리까지 왔다.

한 가지 예를 들면, 요즘은 병원뿐 아니라 어디서나 정밀한 CT 스캔을 손쉽게 접할 수 있다. 내가 레지던트로 일할 때만 해도 CT 스캔을 구하려면 법적인 절차가 필요했고 단지 몇 개 도시에서만 사용하고 있었다. 당시 우리 의사들은 엉성하기 짝이 없는 스캔을 들여다보면서 새로운 첨단기술이라며 감탄해 마지않았다.

소중한 생명을 살리는 의술은 놀라운 발전을 거듭해왔다. 1673년 존 F. 케네디와 그의 아내 재클린 사이에서 아들 패트

릭이 태어났다. 패트릭은 몸무게 2.1 킬로그램의 미숙아였는데, 최선의 의료 서비스에도 불구하고 이틀 후 호흡장애 증후군으로 사망했다. 오늘날에는 그보다 체중이 절반도 안 되는 신생아들도 대부분 살아남아서 무럭무럭 건강하게 자란다.

심장마비에서 살아남는 사람도 드물었다. 이삼십 년 전에 심장마비 환자는 산소 호흡기를 달고 안정을 취하는 것이 전부였지만, 지금은 항응고제, 치명적인 부정맥을 멈추는 약, 이식 가능한 인공심박조율기, 정교한 심장수술이 준비되어 있다. 한때 저승사자라고 불리던 심장병은 이제 적극적인 치료가 가능하며 많은 심장병 환자들이 수십 년이 지나도록 활동적으로 생활하고 있다.

얼마 전까지만 해도 불치병으로 생각하던 악성 종양은 이제 높은 완치율을 보이고 있다. 예를 들어, 많은 사람들이 림프종을 극복하고 장기적으로 생존한다. 어린이들이 걸리는 림프성 백혈병, 급성골수성 백혈병 모두 이제 생존율이 50에서 80퍼센트에 이른다. 백혈병 환자들이 시한부 삶을 살아야 했던 것은 옛이야기가 되었다.

우리 몸이 살아 있는데 뇌가 죽어 버린다면? 뇌기능을 회복시키는 것은 순환기(심장, 신장, 혈관) 장애를 치료하는 것보다 어렵기는 하지만 역시 발전이 이루어지고 있다. 최근에 개발된 저체온마취법은 뇌 순환이 멈추었을 때 뇌가 손상되지 않도록 보호할 수 있는 가능성을 보여준다. 뇌는 3분 내지 5분 동안 혈액이나 산소 공급을 받지 못하면 회복이 불가능한 손상을 입는다. 저체온마취법은, 간단히 말하자면, 체온을 낮추어서 뇌를 동면 상태에 들어가게 했다가 나중에 체온을 정상으로 끌어올리는 방법으로 뇌기능을 회복시키는 것이다. 이 방법을 안전하고 효과적으로 실행하려면 더 많은 연구가 필요하지만, 조만간 새로운 치료법이 나타날 것이라고 기대해도 좋을 것이다.

하지만 이 모든 발전에도 불구하고 죽음은 여전히 우리 모두를 기다리고 있다. 사람은 누구나 어떤 병이나 사고로 죽는다. 그리고 우리가 두려워하는 것은 때로 죽음보다 죽는 과정이다. 나는 어떻게 죽을 것인가? 어떤 일들이 일어날 것인가? 고통 속에 죽을 것인가? 신속하고 수월하게 죽을 것인가? 아니면 질질 끌면서 천천히 비참하게 죽을 것인가? 아무도 알 수 없다.

하지만 죽음을 성찰할 수 있는 능력은 인간에게 주어진 특권이다. 예로부터 죽음에 대한 성찰을 통해 성인들은 깨달음을 얻었고 예술가들은 창작의 영감을 얻었다. 무엇보다, 삶이 유한하다는 것을 생각하면 우리에게 남은 시간과 사랑하는 사람들이 더욱 소중하게 느껴진다.

더 나아가서 우리가 지금 살고 있는 현대에서 죽음과 임종을 이해하고 준비할 수 있다는 것은 현실적으로 유익한 점들이 있다. 미리 자산계획과 생명보험을 준비한다면 가족들에게 경제적인 이익이 돌아가도록 할 수 있을 것이다. 그리고 우리 자신을 위해 불가피한 죽음을 최대한 편안하고 품위 있게 맞이할 수 있는 선택을 할 수 있다.

이 책에서 나는 사람들이 죽어가는 과정에서 어떤 일들이 일어날 수 있는지, 그리고 연명시술에 대해 선택하는 사전의료계획이 죽음을 앞둔 사람들에게 어떤 도움이 될 수 있는지를 보여주는 다양한 사례들을 이야기할 것이다. 어떤 사례는 우리가 잘 알고 있는 사람들의 이야기이고, 또 어떤 사례에서는 주인공의 이름과 신분을 바꿔서 소개했지만, 모두 의사로서 내가 직접 보거나 겪은 일들이다. 읽기가 불편한 이야기도 있지만 오늘날 의료계에서 일어나고 있는 실상을 최대한 정확하게 기술하려고 노력했다. 각각의 사례는 연명시술의 다양한 측면들을 보여줄 것이다. 뒤이어 사전의료계획에 도움이 되는 관련 정보를 제공하겠다.

임종의 질을 생각해야 할 때

2006년 1월 이스라엘 총리였던 아리엘 샤론(1928년~)이 뇌졸중으로 쓰러졌다. 그는 곧바로 병원으로 이송되었고 연이어 세 차례의 뇌수술을 받았다. 그는 최상의 의료 서비스를 받았지만 의식을 회복하지 못했다. 그 후에도 그는 심장 수술과

장수술 뿐 아니라 신장 감염과 폐렴 치료를 받았다. 하지만 수년이 지난 지금까지 샤론은 여전히 혼수상태에 빠져 있다.

샤론은 외관상으로나마 정상적인 삶을 되찾을 수 있을까? 그는 정말 '치료'를 받고 있는 것인가, 아니면 단지 인위적으로 유지되고 있는 장기들의 집합체가 되어버린 것일까? 그는 언제까지 24시간 간호를 받으면서 생명을 유지할 것인가? 100퍼센트 확실하게 예견할 수는 없지만, 아리엘 샤론이 평소의 생활로 돌아가는 것은 고사하고 의식을 회복할 가능성은 매우 희박하다.

샤론은 정치 지도자였으므로 언론을 통해 널리 알려졌지만 실제로는 우리가 모르고 있을 뿐, 유사한 사례들이 세계 도처에서 일어나고 있다. 흔히들 삶과 죽음은 종이 한 장 차이라고 말한다. 현대 의학의 생명연장 기술은 샤론의 경우처럼 삶과 죽음의 경계에 머물러 있는 어중간한 상태를 초래하기도 하고 유지시키기도 한다. 그리고 그런 상태가 몇 년씩 지속될 수 있다.

아무리 유능한 의사라고 해도 환자들을 치료하면서 어떤 결과가 나타날지 정확하게 예견할 수는 없다. 같은 치료를 해도 사람마다 각기 다른 반응을 보이기 때문이다. 감염이나 암에 걸린 환자는 종종 언제 어떤 일이 일어날지 알 수 없다. 또한 새로운 치료법이 끊임없이 개발되고 있으므로 현재 치료할 수 없는 상태라도 내년이면 치료가 가능해질 수도 있다.

하지만 만일 어떤 사고나 질병으로 인해 앞으로 살 수 있
는 날이 며칠이나 몇 주, 또는 몇 달이 남아 있다는 것이 확실
하다면, 우리는 그 남은 시간 동안 어떻게 살아야 할까? 어떤
종류의 치료를 받을 것인가? 그 소중한 날들을 우리의 개인적
인 가치관, 인생관, 영성이나 사후세계에 대한 믿음에 적합하게
살 수 있을 것인가?

혼수상태에 빠진 환자는 무엇을 원하는지 아무도 알 수 없
다. 어떤 의료 행위가 그에게 고통을 더해주는지 아니면 덜어주
는지 어떻게 알 수 있는가? 환자가 어떤 치료를 받기 원하는지
어떻게 알 수 있는가? 만일 우리가 그런 상황이 된다면 어떻게
해주기를 바라는가?

이런 질문들은 답하기가 쉽지 않지만 충분히 숙고해볼 필
요가 있다. 그러면 먼저 죽음과 관련해서 우리가 어떤 경험과
생각을 갖고 있는지 돌아보는 것으로 시작해보자.

나의 개인적 경험

내가 처음 죽은 사람을 보았을 때를 기억한다. 1970년 캘
리포니아 오클랜드의 하이랜드 종합병원에서였다. 의사가 되기
위해 한 우물을 파고 있던 로버트라는 친구가 있었다. 그는 의
대 진학의 가능성을 높이기 위해 근처 병원 응급실에서 자원봉

사를 하기로 했다. 당시에 나는 버클리 캘리포니아 대학에서 역사를 전공하고 졸업을 앞두고 있었지만 아직 진로를 정하지 못하고 있었다. 나는 언제나 새로운 경험에 열려 있었으므로 로버트가 병원에서 자원봉사를 같이 하자고 제안했을 때 선뜻 수락했다.

우리가 한 일은 주로 환자들과 의료진에게 커피를 가져다주거나 혈액 샘플이 담긴 튜브들을 운반하는 등, 응급실이 좀 더 원활하게 돌아가도록 하는 잔심부름이었다. 그 때 나는 처음으로 환자가 아닌 입장에서 의사들과 담소를 나누는 기회를 가졌다. 한 의사는 심전도의 개념에 대해 몇 분 동안 설명을 해주었다. 나는 그의 이야기에 매료되었고 과학 기술이 인도주의적 가치와 결합하면 멋진 작품이 만들어질 수 있다는 것을 알게 되었다.

어느 날 저녁 구급차가 응급실 입구 앞에서 급히 멈추더니 구조대원들이 들것에 중년의 흑인 여성을 싣고 심폐소생술을 실시하며 밀고 들어왔다. 응급실은 분주해졌다. 나는 의사들과 간호사들이 환자를 소생시키기 위해 최선을 다하고 있을 때 뒤쪽에서 어깨 너머로 그 광경을 볼 수 있었다. 30분 정도 지났을 때 그 여자를 살려낼 수 없다는 것이 분명해졌다. 당직 의사는 모든 절차를 중단시키고 사망 시각을 불러주었다.

응급실에 그 환자가 실려 왔을 때 순식간에 사람들과 기계들이 그녀를 둘러쌌던 것처럼, 어느새 모두가 썰물처럼 빠져나갔다. 간호보조사가 와서 시신을 닦고 영안실로 이송해가기 전까지 몇 분 동안 나는 죽은 사람과 단 둘이 그 곳에 남아있었다. 나는 구석에 서 있다가 천천히 시신이 누워있는 침대로 다가갔다. 나는 그 여자를 내려다보며 삶과 죽음의 차이를 구분해보려고 했다. 몇 번 망설이다가 나는 손을 뻗어서 살며시 그녀를 만져보았다. 아무 반응이 없었다. 다시 또 만졌지만 여전히 아무 반응이 없었다. 내가 왜 그런 행동을 했는지는 알 수 없다. 나는 그녀가 정말 죽은 것 같지 않았다. 그녀는 죽었지만 살아 있는 것처럼 보였다. 나는 그 방을 나오기 전에 그녀가 나에게 자신의 임종을 지키게 허락해준 것에 대해 마음속으로 감사했다. 그 경험은 아직까지도 내 안에 선명하게 남아있다.

내가 9살 때 우리 어머니와 재혼한 맥스 몬트는 어느 모로보나 존경할 만한 사람이었다. 그는 폭넓은 독서를 했고 세계사, 정치, 문화 전반에 걸쳐 풍부한 지식을 갖고 있었다. 그는 평생 사회 개혁을 위해 헌신했다. 로스앤젤레스 유태인 노동위원회 임원을 맡아서 착취당하는 봉제공들과 농장 노동자들의 권익을 대변하고 캘리포니아의 노동조합, 공정 주택거래, 공평고용법을 위해 일했으며, 1950년대에서 1980년대까지 다양한 조직들을 연결하며 사회 발전에 중요한 기여를 했다.

그는 청소년기에 류마티스성 열병에 걸려 심장 판막에 손상을 입었는데 세월이 흐르면서 점점 상태가 악화되었다. 결국 승모판을 교체하는 수술을 포함해서 몇 차례 대수술을 받았다. 그는 식단과 체중을 조절하고 음주나 흡연을 절대 하지 않는 등 자기관리를 철저하게 했다. 하지만 결국 수술을 받거나 약을 먹는 것으로는 더 이상 버틸 수 없는 상태가 되었고 결국 한쪽 신장에 대량 출혈이 일어나서 제거할 수밖에 없었다. 그리고 마침내 남아 있는 또 하나의 신장마저 망가졌고 결국 투석을 받기 시작했다.

신장병 환자들이 대부분 그렇듯이, 맥스는 투석을 받으면서 막다른 골목에 몰렸다. 매주 세 번 병원에 가서 몇 시간씩 투석을 받는 것은 고역이었다. 그는 몸뿐 아니라 정신이 무너지기 시작하는 것을 느꼈다. 기억력과 순발력이 감퇴했다. 잠자는 시간이 점점 길어졌고 뭔가에 정신을 집중하는 것이 불가능해졌다. 더 이상 책을 읽거나 글을 쓸 수도 없었다. 활발한 정신 활동을 하면서 살아온 그에게는 절망적인 상황이었다.

그 무렵 나는 결혼을 해서 가정을 꾸리고 메릴랜드에서 거주하고 있었다. 의사로 일한 지 15년째로 접어들었고 교외에 위치한 대형 병원의 응급의학과 과장으로 바쁜 나날을 보내고 있었다. 어느 날 나는 맥스의 전화를 받았다. 그는 나에게 더 이

상 신장투석을 하지 않기로 결정했다고 말했다. 그는 신장 투
석을 멈추는 것은 죽음을 의미한다는 것을 잘 알고 있었고, 내
가 옆에 있었으면 좋겠다고 말했다.

나는 로스앤젤레스에 있는 그의 집에 도착해서 어머니와
함께 셋이서 긴 대화를 나누었다. 맥스는 쇠약하고 지쳐 있었
다. 그는 자신의 삶이 더 이상 살 가치가 없다고 말했다. 그는
하루 종일 누워서 잠을 자는 것밖에 할 수 있는 것이 아무것도
없었다. 젖 먹던 힘을 다해 정신을 차렸다가도 몇 분 만에 다시
인사불성이 되곤 했다. 신장투석은 그를 기진맥진하게 만들었
고 바닥을 향해 끝 모를 추락을 하고 있었다. 그는 자신이 회복
할 수 없다는 것을 알았고, 아직 판단력이 있을 때 스스로 결정
하기를 원했다.

다음 주 우리 가족은 정신없이 바쁘게 보냈다. 맥스의 가
까운 친구들이 찾아와서 그와 함께 지난 추억을 되새기거나 옆
에서 아무 말 없이 앉아 있다가 돌아갔다. 눈물과 웃음이 오고
갔다. 어머니와 나는 밀려오는 사람들을 접대하느라 눈코 뜰 새
없었다. 5일째가 되자 방문객은 뜸해졌고, 마침내 그의 곁에는
어머니와 나, 단 둘이 남았다. 맥스는 혈액 속에 독소가 쌓이면
서 깨어있는 시간이 급격하게 줄어들었다. 음식물 섭취를 중단
하고 가끔 물만 간신히 몇 모금 마실 뿐이었다.

말기 환자가 식욕을 잃고 음식섭취를 중단하는 것은 임종

이 가까워질 때 신체적이고 정신적인 활동이 자연스럽게 쇠퇴하면서 나타나는 자연스러운 과정이다. 따라서 과다한 영양과 수액 공급은 오히려 환자를 힘들게 할 수 있다. 또한 잠자는 시간이 늘어나며 외부 자극에 대한 반응 수준이 감소한다. 안절부절못하고 불안한 행동을 보이기도 하는데, 이는 뇌에 산소 공급이 부족하거나 신진대사에 변화가 생기기 때문이다.

어머니와 나는 맥스가 고통스러워하거나 불안해하면 코데인정(진통제)과 발륨(신경안정제)을 건네주었다. 그는 의식이 오락가락했지만 언제나 평온하고 편안한 마음 상태를 유지할 수 있었다. 우리는 그의 곁을 떠나지 않았고 그는 마지막 날들을 평화롭게 보냈다. 임종이 가까워지자 그는 호흡이 점점 느려지고 얕아졌다. 그가 정확히 언제 숨을 거두었는지 알 수 없지만 마침내 그는 세상을 떠났다.

맥스는 자신의 시신을 로스앤젤레스 캘리포니아 의과대학에 기증하기로 미리 약속해두었다. 그는 연구자들이 자신의 병든 심장과 인공 판막의 상태에서 배울 수 있을 것이고 미래에 다른 환자들에게 도움이 될 수 있기를 희망했다. 어머니와 나는 그에게 마지막 작별 인사를 한 후에 UCLA 대학에 전화를 했고 사람들이 도착해서 그를 데리고 갔다.

맥스는 그의 삶뿐 아니라 죽음을 통해 나에게 많은 것을 가르쳐주었다. 그의 죽음은 의사로서 내가 알고 있었던 것과는 전혀 달랐다. 병원에서 우리 의사들은 종종 회복 가능성이 없는 환자들을 살려놓기 위해 무의미한 치료를 계속하곤 했다. 그리고 환자들은 사랑하는 가족들이 대기실에서 기다리고 있는 동안 기계와 모니터와 낯선 의료진에게 둘러싸인 채 죽음을 맞이했다. 그리고 나는 종종 중환자실에서 밖으로 나가 가족들에게 환자의 임종 소식을 알려야 했다.

그럴 때 어떤 가족들은 격한 감정 반응을 보인다. 예상치 못한 갑작스러운 죽음은 당연히 가족들에게 큰 충격을 안겨준다. 하지만 암이나 심장병으로 이미 사망선고를 받은 환자가 죽었을 때 가족들이 현실을 받아들이지 못하고 히스테릭한 반응을 보이는 것은 고인이 된 사람과 뭔가 감정적으로 해결하지 못한 문제가 남아 있기 때문이다.

내가 맥스와 함께 했던 경험은 병원에서 환자들을 돌보며 일반적으로 겪는 이런 상황들과는 대조적이었다. 그의 죽음은 평온하고 편안하고 자연스러웠다. 그는 사랑하는 사람들과 작별할 시간을 가졌고 집에서 가족들이 지켜보는 가운데 숨을 거두었다. 뒤에 남겨지는 사람들에게 그를 떠나보낼 마음의 준비를 할 수 있는 시간을 주었다. 그래서 어머니와 나는 그를 보내는 슬픔을 좀 더 수월하게 극복할 수 있었다.

때로, 앞에서 이야기한 오클랜드 종합병원의 응급실에서 죽은 여자가 그랬던 것처럼 어떤 선택의 기회도 주어지지 않을 수 있다. 그 여자는 의사들과 간호사들이 최선을 다해 살려 보려고 노력했지만 결국 가족들과 작별 인사도 못한 채 서둘러 세상을 떠나야 했다. 하지만 맥스의 경우처럼 우리에게 선택의 기회가 주어졌을 때 마지막 남은 시간을 어떻게 보낼지에 대해 미리 생각해두는 것이 필요하다.

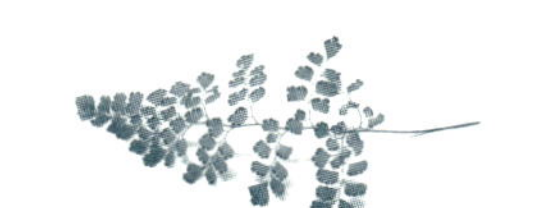

2

논란이 되는 문제들

종종 생명 연장에 대한 논란은 언론에서 떠들썩하게 다루
어지는 법정 사건을 둘러싸고 전개된다. 나는 개인적으로 이러
한 논란들이 흥미롭기는 하지만 의사의 입장에서는 자칫 생명
과 인간성에 대한 본질적이고 보편적인 문제에 초점을 맞추는
데 해가 되지 않을까 하는 우려를 느낀다. 하지만 그런 사건들
이 우리 모두가 생각해봐야 하는 중요한 질문을 제기하는 것은
사실이다.

우선, 이 책의 내용은 안락사와 상관이 없다는 점을 말해 두겠다. 안락사는 환자가 삶을 마감할 수 있도록 다른 사람이 도와주는 것을 말한다. 그 중에서도 '적극적 안락사'는 환자의 요청에 따라 인위적인 방법으로 죽음을 앞당기는 행위로, 난치병으로 고통 받는 환자에게 치사량의 약물을 제공하는 것부터 자살에 적극적으로 참여하는 것까지 해당될 수 있다. 1998년 잭 케보키언[1] 박사는 충격적인 방식으로 전 세계에 안락사 논쟁을 불러일으킨 바 있다. 미국에서는 현재 3개 주(오리곤, 워싱턴, 몬태나)에서 매우 제한적인 조건에 한해 의사의 도움을 받는 안락사를 허락하고 있다.

또 '소극적 안락사'는 생명을 유지하기 위한 인공호흡, 심폐소생술, 인위적인 영양공급 등을 중단함으로써 환자가 자연사

---

1 잭 케보키언Jack Kevorkian: 미국의 의사이며 병리학자. 1990년 알츠하이머병 환자의 도움을 요청받고 안락사 처벌규정이 없던 오리건 주에 가서 야외공원에 주차된 승용차 안에서 마취주사와 약물을 이용, 첫 번째 안락사를 시술했다. 당국이 그의 의사면허를 정지시키고 약품구입을 금지하자 얼굴을 가리고 환자에게 일산화탄소를 흡입하게 함으로써 죽음을 도와주기도 했다. 이런 식으로 모두 1백30여명의 안락사를 도왔다. 그동안 6차례 기소돼 4차례 법정에 섰지만 모두 무죄로 풀려났다. 1998년 루게릭병 환자의 안락사를 도와주면서 전 과정을 비디오로 녹화한 뒤 미국 CBS 방송의 시사프로그램《60분》을 통해 공개하며 세계적인 논란을 불러 일으켰다. 그 사건으로 재판을 받고 2급 살인죄로 수감되었다가 더 이상 안락사를 돕지 않는다는 조건으로 2007년 가석방되었다. 2011년 6월 폐렴과 신장 이상으로 사망했다.

에 이르도록 하는 것이다. 치료에 최선을 다했음에도 회생이 불가능한 환자의 경우 연명시술을 중단한다고 해서 수명을 단축시키는 것이라고 할 수 없다. 따라서 소극적 안락사를 옹호하는 사람들은 말기 환자의 연명시술을 중단하는 것이 죽음을 앞당기는 것은 아니며 죽는 과정을 불필요하게 지연시키지 않는 것이라고 주장한다. 그러나 연명시술의 범위에 대해 이견이 있을 수 있고 환자의 회생 불가능 판정을 내리기가 어렵다는 데 문제가 있다.

뇌사와 식물인간의 차이

뇌사는 뇌의 활동이 정지되어 회복이 불가능한 상태를 말한다. 대뇌를 포함해서 생명을 주관하는 뇌간의 기능이 정지되어 반사작용이 없거나 무호흡 증상이 모두 확인될 때 뇌사로 진단한다. 뇌사의 경우, 뇌가 이미 그 기능을 모두 멈추었지만 다른 장기들은 아직 정상적으로 기능을 하고 있다면 장기를 필요로 하는 다른 환자에게 이식이 가능하다.

식물인간 상태란 심장과 폐의 기능이 작동을 멈추어서 산소 부족으로 뇌손상을 입고 깊은 혼수상태에 빠진 상태로 생존해 있는 경우를 말한다. 뇌간에 손상을 입지 않은 환자는 인공호흡기를 필요로 하지 않는 경우가 많고(호흡중추는 뇌간에 있기 때문), 적절한 음식물을 공급하고 욕창이나 요로감염 등의 합병증이 발병하지 않는다면 장기간 생존할 수 있다. 대뇌의 손상이 일시적일 경우에는 그 기능이 회복되는 일이 간혹 있기 때문에 드물기는 하지만 환자가 식물인간 상태에서 깨어나는 경우도 있다.

연명시술의 경제학

생명 연장의 문제를 경제적 관점에서 이야기하는 것은 예의가 아닌 것 같지만 불편하더라도 생각하지 않을 수 없는 주제이기도 하다. 오늘날 대부분의 사람들이 평생을 통해 지불하는 병원비가 생의 마지막 몇 달 동안 집중되는 것으로 추정되고 있다. 게다가 환자가 회생 불가능하다는 것이 확실해진 후에도 계속해서 연명시술에 돈이 쓰이는 경우가 종종 있다. 만일 사람들이 좀 더 일찍 건강관리에 돈을 쓸 수 있다면 전반적인 삶의 질을 높이고 수명을 연장할 수 있을 것이다.

미국에서는 시민권이나 영주권을 가진 65세 이상이나 저소득층 외에는 민간 의료보험에 가입하는 방법밖에 없다. 그러나 해마다 오르는 보험금을 감당할 수 없어서 무보험자로 남는 사람들이 4,700만 명에 이르며, 민간보험사에서 병력이 있는 사람들의 가입을 거절하는 경우도 많다. 오바마 대통령이 추구하는 의료개혁은 이러한 무보험자들이 가입할 수 있도록 보험료를 내리고 병력과 관계없이 가입을 허용하는 공공 의료보험 제도를 신설하는 한편 민간보험과의 경쟁 원리에 의해 의료보험료를 낮추겠다는 것이다. 그 일환으로 생명윤리에 관한 자문을 담당하는 기구를 만들자고 제안하는 조항을 두고 공화당 측에서는 정부가 '노인 환자들에게서 플러그를 뽑는 것'이라고 주장했다. 하지만 그런 주장은 오바마의 의료개혁에 제동을 걸기 위해 만들어낸 자극적인 표현에 불과하다. 내가 그 조항을 읽어본 바로는 그런 극단적인 주장을 할 만한 내용을 볼 수 없었고, 의사가 환자나 그 가족들과 연명시술에 대해 상담하는 시간에 대해 비용을 청구할 수 있도록 하는 것이었다. 연명시술에 대해 상담하는 시간은 의사가 환자와 나누는 대화에 반드시 포함되어야한다는 것이 내 생각이다.

무의미한 연명시술이란 의료진이 최선을 다했지만 환자가 더 이상 회생이 불가능하다고 판단되는 상태에서 의학적으로 불필요하다고 판단되는 연명시술을 계속 실행하는 것을 의미한다. 임종 과정에 접어든 말기환자의 경우 연명시술을 계속하는 것은 고통을 연장할 뿐 오히려 비인간적일 수도 있다. 다만, 갑작스런 호흡 정지나 심장 마비로 쓰러진 환자의 경우에는 생명을 구할 수 있는 가능성이 있으므로 최선을 다해 심폐소생술과 중환자 집중치료를 해야 한다는 것이 의료 전문가들의 견해다.

어떤 사람들은 연명시술을 선택하는 사전의료의향서를 쓰라고 권장하는 의도가 돈을 절약하기 위한 것은 아닌지 의심한다. 의사로서 나는 그 누구보다 어떤 상황에서도 생명과 인간적 존엄성이 우선되어야 하며 경제성에 대한 문제는 부차적이라고 생각한다. 하지만 사전의료의향서가 있으면 경우에 따라 의료비가 줄어들 수 있는 것은 사실이다. 연명시술에 드는 비용을 의료보험으로 얼마를 보상 받는다고 해도 결국 우리는 납세자로서 그 모든 비용을 세금으로 내고 있다. 우리가 세금으로 내는 돈이 적절하게 사용되도록 해야 한다.

의학의 눈부신 발전으로 사람들의 수명은 점점 더 길어지고 노인 인구가 증가하는 추세에 있다. 게다가 베이비붐 세대가 노년에 접어들면서 의료비용도 급속하게 증가하고 있다. 또한 가정보다는 병원이나 요양원에서 임종을 맞는 사람들이 많아지고 있다. 시설에 입원하면 항상 가정에서 지내는 것보다 더 많은 돈이 든다. 그렇다면 말기 환자들이 외부 시설에 입원하는 것이 가정에서 지내는 것보다 얼마나 더 나은 서비스를 받을 수 있는가라는 문제에 대해서도 생각해봐야 한다. 실제로는, 미국 의회조사국의 보고에 의하면, 시설에서 지내는 것보다 가정에서 호스피스 서비스를 받을 때 본인이나 가족들의 만족도가 더 높은 것으로 나타나고 있다. 호스피스 서비스를 받는 환자들 중에 70퍼센트는 가정에서 지내는 방식을 선택했다. 따라서 병원 치료와 회복이 불가능한 상황이 된다면 어디서 어떻게 지낼 것인지에 대해 사전의료의향서에 추가로 명시하는 것도 필요하다.

결론을 말하자면, 사전의료의향서를 작성해두면 의료적이고 윤리적으로 논란이 될 수 있는 많은 문제에서 자유로워질 수 있다. 임종을 앞둔 상태에서 무의미한 연명시술을 받고 싶지 않다면 판단 능력이 온전할 때 우리 자신의 가치관을 반영한 사전의료의향서를 준비하는 것이 가장 바람직하다. 사전의료의향서는 어떤 양식을 사용하든지 누구나 쉽게 작성할 수 있으며 비용이 거의 들지 않는다. 필요한 것은 생각하고 결정하는 시간이다. 가족들과 상의하거나 의사, 성직자, 변호사의 조언을 들어볼 수도 있다. 마지막으로 작성한 양식을 안전한 장소에 보관하고 주변 사람들에게 그 서류가 어디에 있는지 알려주면 된다. 이것이 전부다.

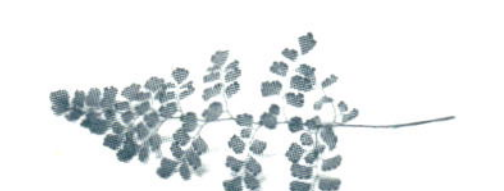

3

선택하지 않는 것도 선택이다

사전의료계획이 없었던 노부인의 사례

내가 앨버타 콜을 처음 만났을 때 그녀는 92세로 요양원에서 지내고 있었다. 앨버타는 세계 2차 대전 전후에 메릴랜드에 정착했고 남편은 제철소에 취직했다. 그들은 세 명의 자녀와 여섯 명의 손자를 두었다. 자녀들이 모두 출가한 후 앨버타는 다시 회계 공부를 해서 경리사원으로 취업을 했으나 남편이 1990년대에 폐기종에 걸려 자리에 눕자 직장을 그만두고 집에서 그를 간호했다. 그녀의 남편은 2000년에 세상을 떠났다.

앨버타는 주로 노동자들이 거주하는 동네에 위치한 허름한 집에서 혼자 생활했지만 점점 노쇠해지고 있었다. 2001년 앨버타가 침실에서 쓰러져 있는 것을 이틀 후에야 그녀의 딸 매리가 발견하고 911에 신고했다. 앨버타는 타박상과 탈수증, 고관절 골절 상태로 응급실에 실려 왔다. CT 스캔에서 머릿속에 국소적인 뇌졸중이 일어난 것이 확인되었다.

앨버타는 병원에서 지내는 동안 저녁이 되면 안절부절 못했는데 의료진은 '일몰 증후군' 때문이라고 했다. 일몰증후군이란 노인 환자들이 익숙한 환경에서 멀어지면 당황하고 혼란스러워하는 것을 말한다. 앨버타는 병원의 재활시설로 옮겨갔다. 60대 후반의 큰딸 매리는 근처에 살았으므로 자주 병원에 들렀고 다른 도시에 사는 아들 폴과 막내딸 클레어는 시간이 날 때 찾아왔다.

병원의 의료진은 앨버타가 사전의료의향서를 준비하지 않은 것을 알고 양식을 제공했다. 하지만 앨버타는 통증 때문에 정신이 혼미했고 자녀들은 사전의료의향서의 필요성에 대해 확신하지 못했다. 무엇보다, 의사들과 간호사들이 앨버타를 위해 최선을 다하고 있는 것인지, 그것을 작성한다고 해서 더 나아질 것이 있을지 미심쩍어했다.

앨버타는 얼마 후 퇴원을 했고 하루걸러 집으로 방문하는 간병인의 도움을 받으며 생활했다. 그녀는 집안에서만 움직이며 간신히 기본적인 가사일을 했지만 하루가 다르게 초췌해지고 움츠러들었다. 간병인은 어느 날 앨버타의 안색이 창백하고 열이 있는 것을 발견하고 구급차를 불러서 응급실로 데려갔다.

응급실에서 앨버타는 여러 가지 문제가 있는 것으로 드러났다. 우선적으로 요로감염을 치료해야 했다. 등 아래쪽에는 욕창의 초기 증세가 보였다. 무엇보다 치매 증세가 심해지고 있는 확실한 신호를 보였다. 그녀는 자신의 이름과 살고 있는 도시는 알았지만 주소를 말하지 못했다. 또한 남편을 간호할 때부터 자주 다니던 곳인데도 어느 병원에 입원해 있는지 물으면 이름을 대지 못했다. 날짜와 요일도 말하지 못했다.

앨버타는 나흘 동안 입원해서 항생제를 맞고 물리치료와 정신건강 평가를 받았다. 그녀의 의식 수준을 평가하기는 어려웠지만 어쨌든 퇴원을 해도 될 정도로 상태가 안정적이 되었다. 하지만 어디에서 지내야 안전할 수 있을 것인가?

앨버타는 집으로 가겠다고 고집을 부렸지만 딸 매리는 너무 위험하다고 느꼈다. 매리는 그녀가 집에서 혼자 지내다가 언제 어떤 일이 일어날지 모르므로 요양원으로 가라고 설득했다. 앨버타가 편하게 느낄 수 있는 요양원을 찾아보자고 했다. 하지만 결국 앨버타는 집으로 가서 가사 도우미와 간병인의 도움을 받으며 생활하기로 결정했다.

하지만 그렇게 지낸 것도 겨우 몇 주일에 불과했다. 앨버타는 집으로 찾아오는 가사 도우미과 방문 간병인에게 점점 적대적이고 반항적이 되었다. 툭하면 화를 냈고 한번은 간병인에게 주먹을 휘두르기도 했다.

어느 날 앨버타가 다시 침실에서 쓰러져 있는 것을 가사도우미가 발견하고 응급실로 옮겨 갔다. 응급실의 진료 기록에는 '왜소한 할머니가 바닥에 쓰러져 있었다.'는 의미의 약자인 'LOL FOF'라고 적혀 있었다. 그런 약자가 있다는 것은 비슷한 상황에서 응급실에 실려 오는 노인 환자들이 상당히 많다는 것을 의미한다.

이번에 앨버타는 열흘 동안 입원을 했다. CT 스캔 결과 다발성 경색에 의한 치매라는 진단이 나왔다. 국소적인 뇌졸중으로 인해 뇌의 여러 부분이 손상을 입은 것으로 보였다. 심장, 폐, 소화 기관은 정상적으로 기능하고 있었지만 다시 요로 감염이 생겼다. 의사는 정맥 주사와 항생제를 처방하고 항불안제로 그녀의 감정 폭발을 다스렸다. 때로 밤에는 침대에서 떨어지지 않도록 하기 위해 억제대를 사용해서 묶어놓았다. 그런 방법은 환자 본인은 물론이고 의료진도 결코 원하지 않는다.

앨버타는 사회복지사와 심리치료사의 상담을 받을 예정이었지만 X-레이를 찍는 중에 심장마비가 왔다. 앨버타는 응급조치를 받을 것인지에 대해 미리 결정해둔 것이 없었다. 심폐소생술 거부(No CPR)를 표시하는 팔찌도 차고 있지 않았고 진료기록부에도 특별한 지시 사항이 나와 있지 않았다.

의료진은 즉시 그녀에게 심폐소생술을 하기 위해 달려들었다. 그들은 그녀의 가슴을 한번 세게 두드리고 나서 심장을 압박하기 시작했다. 아마 TV에서 심폐소생술을 실시하는 광경을 본 적이 있을 것이다. 실제로 심폐소생술은 생각보다 위험한 기술이다. 두 손을 환자의 복장뼈(흉골)에 올려놓고 위아래로 압박과 이완을 반복하는데, 이것은 심장을 압박해서 혈액 순환을 돕는 것이지만 그 와중에 흉골을 연결하는 갈비뼈가 부러지기도 한다.

튜브를 삽입하기 위해 준비하는 동안 앨버타의 얼굴에 산소호흡기가 씌워졌다. 그리고 길이 50센티미터 폭 2센티미터 정도의 플라스틱 튜브를 그녀의 기도에 삽입했다. 이것을 하기 위해서는 우선 입안에서 의치를 모두 빼낸다. 그 다음에 (보통 의사, 때로는 호흡치료사가) 길이 15센티미터 폭 8센티미터 정도 크기의 금속 기구인 후두경을 사용해서 혀를 옆으로 밀어내고 구강을 완전히 벌려 환자의 성대를 볼 수 있도록 한다. 이 과정에서 때로 환자가 구토를 하는데 그런 경우 흡인 장치를 사용해서 구토물을 제거해야 한다. 환자가 의식이 있거나 이를 악물고 있어서 튜브 삽입이 어렵다면 혈관을 통해 마취제를 주입한다. 어떤 때는 수월하고 신속하게 진행된다. 하지만 어떤 때는 힘들고 어려운 과정이다. 일단 성대가 보이면 튜브를 재빨리 기도 속으로 밀어 넣고 다른 쪽 끝을 호흡기에 연결한다.

앨버타는 기도에 튜브를 넣었으므로 의식이 돌아와도 말을 할 수 없었다. 그녀는 치매 증상 외에도 통증과 불안을 완화시키는 약까지 복용했는데 그 부작용으로 정신이 점점 더 흐릿해졌다. 가족이나 의료진은 그녀가 무슨 생각을 하고 어떤 감정을 느끼는지 알 수 없었다.

앨버타는 병원의 중환자실로 옮겨졌고 그 곳에서 사흘을 보냈다. 환자가 중환자실에 들어가면 기본적으로 다음과 같은 조치들이 취해진다.

플라스틱 튜브(카테터)를 방광에 연결해서 소변 배출을 관찰하고 요실금을 방지하기 위해 빨대 굵기의 튜브를 요로를 통해 방광 속에 넣는다. 이것은 환자가 여자일 경우에는 상대적으로 수월하게 할 수 있다. 남자 환자의 경우는 종종 비대해진 전립선을 통과해야 하기 때문에 좀 더 어렵다. 어쨌든 남녀 모두에게 감염 우려가 있고 불편한 경험이다.

또한 코를 통해 위로 들어가는 플라스틱 튜브를 삽입해서 영양공급을 한다. 나는 이 시술을 수없이 해보았는데, 특별히 어려운 기술은 아니지만 환자들은 대개 질색을 한다. 분무기를 사용해서 코 내부의 조직을 수축시키고 나서 마취성분이 있는 윤활유를 발라서 튜브가 매끄럽게 지나가도록 하지만 환자에게 견디기 힘든 과정이다. 어쩌다 튜브가 기도로 들어가거나 식도 안에서 꼬일 수도 있으므로 삽관 절차가 끝나면 튜브가 올바로 자리를 잡았는지 확인해야 한다. 만일 잘못 자리를 잡으면 처음부터 다시 시작해야 한다.

여러 가지 약물과 수액은 링거를 통해 투여하며 합병증을 피하기 위해서는 신중하게 조절해야 한다. 링거를 연결하려면 주사바늘을 혈관에 꽂고 그 위에 튜브를 끼운 다음 테이프를 붙여서 고정시킨 후 바늘을 빼낸다. 헌혈을 하거나 주사를 맞아본 적이 있다면 바늘에 찔리는 기분이 어떤지 알고 있을 것이다. 모든 절차가 그렇듯이, 이것도 어떤 때는 한 번에 금방 끝나지만 어떤 때는 여러 번 찔러야 한다. 병원에 오래 입원한 노인 환자들의 경우는 능숙한 간호사라고 해도 쓸 만한 혈관을 찾기 어렵다. 처음에 팔과 손에서 찾지 못하면 다리와 발 아니면 목의 바깥쪽 혈관에 주사를 놓아야 한다. 더 깊이 들어가야 할 수도 있다.

중환자실에 입원한 지 나흘째 되던 날 앨버타는 기도에 설치한 튜브를 빼고 준중환자실로 옮겨졌다. 그녀는 극도로 쇠약해졌다. 심장, 신장, 간이 모두 손상되어 간신히 기능하고 있었다. 의식 수준을 측정할 방법은 없었지만 신체 오른쪽이 왼쪽보다 더 약해진 것이 분명했다. 신경과 전문의는 좌뇌(신체의 오른쪽을 관리하는)가 뇌졸중으로 손상을 입었기 때문이라고 설명했다. 그렇다면 말하는 능력도 제한을 받는다는 것을 의미했다. 언어 기능은 뇌의 왼쪽에서 위치하고 있기 때문이다. 이미 어려웠던 의사소통이 이제는 거의 불가능해졌다.

처음에는 코에 삽입한 튜브를 통해 영양 공급을 했지만 그 튜브는 며칠 이상 그대로 둘 수 없었다. 그래서 이제 몸에 G 튜브를 설치하기로 결정했다. 'G'는 위장을 의미한다. 앨버타는 직접 위벽에 구멍을 내어 튜브를 꽂고 풍선으로 고정시키는 시술을 받았고, 일단 상태가 안정이 되자 G 튜브를 통해 유동식을 직접 위 속으로 공급 받을 수 있었다.

8일째 되는 날 앨버타를 어디에서 지내게 할 것인지 결정할 때가 되었다. 게다가 병상이용 평가(UR) 절차가 시작되었다. 보험사 대리인이 환자의 상태를 검토해서 평가를 하는데, 그 목적은 환자들의 입원 일수를 줄여서 보험사의 지출을 줄이는 것이다. 환자가 오래 입원해 있으면 보험사는 초과 일수에 대해 지급을 거부할 수 있으며 그렇게 되면 병원이나 환자가 추가 비용을 부담해야 하는데, 그 금액이 수천 달러에 달할 수도 있다. 병원에서는 자체적으로 병상 이용 위원회를 두고 평가를 한다. 만일 병원이 보험사의 지급 거부에 동의하지 않으면 전쟁이 일어난다. 따라서 보험사 대리인과 병원의 UR 위원회, 그리고 환자의 주치의가 함께 만나 합의를 하는 것이 가장 이상적이다. 이 때 주치의는 환자의 상태 뿐 아니라 가족의 경제력, 판단 잘못으로 인한 의사 자신의 책임과 개인적인 이익까지, 여러 가지 요인들을 감안할 수밖에 없다.

병원의 사회복지팀이 앨버타의 가족을 만났다. 장녀인 매리는 어머니가 단지 편안하게 죽기를 바랄 것이라고 말했다. 아들은 확신이 없었다. 그 때까지 대부분의 결정을 매리에게 맡겨 두었던 막내딸 클레어가 갑자기 앞에 나섰다.

"어머니를 살릴 수 있는 것이라면 모든 수단을 동원해서 치료해주시기 바랍니다."

클레어는 자신의 주장을 강력하게 밀어붙였고 변호사를 구해서라도 자신의 뜻을 관철하겠다는 의지를 내비쳤다.

그들은 근처에 있는 요양원을 여러 군데 알아보았는데, 병원에 입원한 지 열흘 째 되는 날 그 중 한 곳에서 앨버타가 들어갈 수 있는 자리가 나왔다는 연락을 받았다. 앨버타는 구급차에 실려 요양원으로 향했다.

앨버타의 가족은 의료보험 공단에 연락했다. 앨버타는 처음에 저소득층이 가입하는 메디케이드 혜택을 받을 자격이 되기에는 재산이 너무 많았다. 하지만 뇌졸중으로 쓰러진 후 평생 모은 재산이 어느새 공중분해가 되었고 결국 메디케이드의 혜택을 받을 자격이 될 정도로 가난해졌다.

요양원에서 앨버타는 일관성 없는 치료를 받았다. 대부분의 요양원에서는 유능한 직원들을 채용하고 유지하려고 애쓰고 있지만 무능한 직원은 끔찍한 것이 현실이다.

앨버타는 거의 하루 종일 누워 지냈으므로 욕창을 방지하기 위해 자주 자세를 바꿔야 했다. 욕창은 피부가 짓물러서 상처가 생기는 것으로 처음에는 동전만한 크기에서 시작해서 계속 번질 수 있다. 염증이 생겨서 진물이 흐를 정도가 되면 완치되기까지 몇 주일에서 몇 달이 걸리기도 한다. 어떤 치료를 해도 효과가 없으면 피부 이식을 해서 상처를 덮어야 하지만, 그 결과도 장담할 수 없다.

요양원과 장기요양 시설에서는 환자들에게 욕창이 생기지 않도록 하려고 최선을 다하지만 때로는 어쩔 수 없다. 영화 슈퍼맨으로 유명해진 배우 크리스토퍼 리는 승마를 하다가 말에서 떨어져 목 아래쪽부터 전신이 마비되었다. 그는 돈으로 살 수 있는 최상의 의료 서비스를 받았지만 결국 욕창이 그의 죽음을 재촉한 또 하나의 원인이 되었다.

요양원 직원들의 노력에도 불구하고 앨버타 역시 욕창이 생겼다. 약을 바르고 붕대를 감아서 더 커지지 않도록 했지만 줄어들지도 않았다.

앨버타의 상태가 그나마 좋은 날에는 직원들이 그녀를 휠체어에 앉혀서 복도에 내다놓았다. 그녀는 복도에 앉아 오고가는 환자들과 환자 가족들과 직원들을 멍하니 바라보았다. 그러다가 의자에서 잠이 들면 직원들이 그녀를 다시 병실로 데려갔다. 아니면 TV가 있는 방으로 데려가서 오락 프로나 연속극에 채널을 맞추어 놓은 TV 앞에 다른 환자들과 나란히 앉혀 놓았다.

그녀는 기저귀를 찼으므로 하루 두 번에서 네 번까지 씻겨야 했다. 딸 매리는 처음에 매일 찾아오다가 고단한 나머지 그

녀 자신도 병이 났다. 아들 폴은 매주 오려고 노력했고 보통 토
요일에 와서 어머니와 한 시간 정도 시간을 보냈다. 막내딸 클
레어는 한두 달에 한 번씩 왔는데 그 때마다 수간호사와 주치
의를 만나 앨버타의 치료 계획에 대해 자세히 묻곤 했다.

　이후 6개월에 걸쳐 앨버타는 점점 더 움직이기가 어려워졌
다. 관절이 굳어버렸고 특히 오른쪽 팔다리가 뻣뻣해지면서 서
서히 굳어버리는 구축이 일어났고 결국은 하루 24시간 누워서
지내야 했다.

　요로관을 삽입한지 몇 주일이 지나자 종종 그렇듯이 요로
감염이 일어났다. 미열이 있었고 채집 주머니에 고이는 소변이
뿌옇게 보였다. 의사가 항생제를 처방했지만 상태는 개선되지
않았고 어느 날 저녁 요양원 직원들은 앨버타의 혈압이 떨어지
고 있는 것을 발견했다.

　요양원에서 응급구조대를 불렀고 밤 11시에 구급차가 도
착했다. 그들은 앨버타의 몸 여기저기를 주사바늘로 찌른 후에
겨우 링거를 연결해서 수액을 공급하며 응급실로 데려갔다.

　응급실 간호사들이 이런저런 검사를 위해 혈액과 소변을
뽑아갔다. 의사는 X-선 촬영과 심전도를 지시하고 혈관으로 수
액과 항생제를 투여했다. 하지만 혈관이 터져서 수액이 주사바
늘 주변의 피부 조직 속으로 들어가고 있었다. 응급실 의사는
그녀의 몸 깊숙이 위치한 굵은 혈관에 중심정맥관을 삽입하기

로 했다. 그렇게 하면 수액과 약물이 옆으로 새어나갈 염려가
없었다.

중심정맥관은 보통 사타구니(대퇴정맥), 목(경정맥), 그리고
가슴(쇄골하정맥)에 삽입한다. 앨버타의 경우에는 쇄골하정맥을
선택했다. 오른쪽 가슴 위에 소독액을 바르고 리도케인 마취제
를 주사했다. 의사는 무균 기술을 사용해서 중요한 장기에 구
멍을 내지 않도록 조심하며 커다란 탐침으로(주사기에 붙은) 정
확한 혈관을 찾아냈다.

중심정맥관에 연결이 되면 혈액이 금방 주사기에 채워진
다. 그러면 주사기를 치우고 유도철사를 주사바늘을 통해 삽입
한다. 그 다음에 주사바늘을 빼고 유도철사가 피부로 들어간
입구를 메스로 가른다. 단단한 플라스틱 튜브(확장기라고 부르
는)를 유도철사 위로 밀어 넣어 조직을 벌려서 열면 정맥에 좀
더 큰 구멍이 생긴다. 이제 확장기를 치우면 보통 피가 나오면
서 그 자리에 관이 들어갔던 자리가 남는다. 여기에 카테터를
유도철사를 따라 혈관 속으로 밀어 넣는다. 마지막으로 유도철
사를 치우고 카테터 주변의 피부를 봉합한다. 이 절차는 응급
실에서 보통 시술을 하는데 나도 수없이 해봤다. 때로는 신속하
고 수월하게 진행되면 20분이 채 안 걸린다. 하지만 때로는 정
맥을 찾기가 쉽지 않다. 시술 중에 동맥이나 폐를 찌르기라도
하면 하루이틀 후에 염증이 생길 수 있다.

의료진은 앨버타에게 중심정맥관을 삽입하고 수액과 약물을 투여한 후 검사를 위한 혈액을 채취했다. 세 시간 만에 모든 검사 결과가 나왔는데 요도 감염이 흩류로 퍼진 것을 확인할 수 있었다. 한 시간 후에 응급실 의사와 앨버타의 주치의가 만나 그녀를 입원시키기로 결정했다. 하지만 입원실이 만원이어서 앨버타는 침대가 나올 때까지 응급실에서 10시간이나 기다려야 했다. 그녀는 자신에게 무슨 일이 일어나고 있는지 알지 못하는 것 같았다.

다음 사흘 동안 앨버타의 상태는 점차 호전되었다. 그녀는 일반적인 항생제에 내성이 생긴 세균에 감염되었기 때문에 보다 발전된 항생제가 필요했다. 항생제 남용과 요로 감염으로 병원과 요양원을 들락거리는 환자들은 약에 대한 내성이 생기기 때문에 치료가 점점 더 힘들어진다. 나흘째 되는 날 앨버타는 열이 내렸고 기본적인 생존 상태로 들어갔다. 즉, 침대에 누워 거의 하루 종일 잠을 잤으며 때로 무의식적으로 몸에 연결된 튜브를 뽑아냈으므로 억제대에 묶여 있었다.

나는 1970년대 레지던트 시절 중환자실에서 근무할 때 만성 질환으로 고생하는 노인을 본 적이 있다. 그는 심장 폐, 신장이 모두 망가졌고 여러 가지 합병증에 시달리고 있었다. 호흡기에 의존하고 있었고 너무도 쇠약한 나머지 거의 움직이지 못했다. 하지만 그는 젖 먹던 힘까지 짜내서 오른 손을 천천히 목으로 가져가 기관절개술(목에 구멍을 내고 기관 속으로 튜브를 삽입한 장치)에 연결한 호흡기 튜브를 뽑아내려고 했다. 그것은 자살 시도였다. 그가 손을 목까지 올리려면 몇 시간이 걸렸지만 그에게는 그것이 고통스러운 삶을 끝내고 싶다는 의사를 표현할 수 있는 유일한 방법이었다. 몇 차례 그가 튜브를 뽑아버린 일이 일어난 후에 직원들은 그의 의도를 알아차렸다. 그래서 그가 필사적으로 손을 움직여서 튜브로 가져가면, 간호사나 레지던트가 달려와서 재빨리 그의 손을 내려놓았다. 그러면 그는 처음부터 다시 시작했다. 그 환자의 주치의는 환자를 절대 '포기'하지 않는 것으로 유명했다. 그는 환자가 회복할 가능성이 전혀 없다고 해도 계속해서 자신이 생각할 수 있는 모든 치료를 받게 했다. 그는 환자에게 고통만 더해주는 것이라고 해도 치료를 중단하는 것은 의사로서 실패하는 것처럼 생각하는 듯 했다. 하지만 의료진의 모든 노력에도 불구하고 그 노인은 두 주일 후에 세상을 떠났다.

앨버타는 그 이후에도 요로 감염과 욕창(점점 넓게 퍼지고 누런 진물이 흘러서 악취가 났다)으로 두 차례 치료를 받았다. 그 때마다 병원에 입원해서 중심정맥관을 연결하고 약물을 투여했다. 한 번은 심장마비가 왔으나 의료진이 전기 충격기로 다시 살려냈다.

마지막으로 앨버타는 폐렴에 걸려 다시 병원으로 실려 갔고 이튿날 중환자실에서 심장 박동이 멈추었다. 의료진은 다시 심조율전환술을 실시하고, 약물을 투여하고, 흉부 압박(갈비뼈가 부러졌다)을 가하며 모든 응급조치를 동원했지만 그녀를 소생시킬 수는 없었다. 그들은 40분 후에 모든 조치를 끝내고 그녀의 사망을 확인했다.

앨버타가 뇌졸중으로 처음 병원에 입원해서 임종할 때까지 22개월이라는 시간이 흘렀다. 병원 입원비는 6만 달러가 넘었고 요양원에서는 매달 4천 달러가 나갔다. 전부 합해서 15만 달러가 훌쩍 넘었다. 그것은 그녀가 그 전까지 평생 동안 지불한 의료비를 모두 합한 것보다 훨씬 많은 액수였다.

무엇보다 중요한 것은 인간적인 비용이다. 그 동안 앨버타가 겪은 고통은 무엇으로 보상 받을 것인가? 그녀는 수많은 외과 치료를 받았고 합병증으로 고성했으며, 그 과정에서 집, 응급실, 수술실, 중환자실, 입원실, 요양원을 수없이 오가며 고통을 겪었다. 하지만 그녀는 무슨 일이 일어나고 있는지도 알지 못했고, 만일 알고 있었다고 해도 자신의 생각과 감정을 전달할 수 없었다. 우리는 사실 앨버타가 마지막 날들을 어떻게 보내기를 원했을지는 알 수가 없다 하지만 사람들은 대부분 죽음을 앞두고 무의미한 고통을 겪는 것을 원하지 않을 뿐 아니라 세상을 떠나면서 자녀나 손자, 또는 조카에게 다만 얼마라도 유산을 선물로 남기고 싶어 한다는 것을 우리는 알고 있다.

이 세상에는 앨버타 콜처럼 마지막 남은 시간을 보내는 사람들이 얼마든지 있다. 내가 치료한 환자들 중에도 셀 수 없을 만큼 많았다. 안타깝게도 내가 요양소에 있는 앨버타를 만났을 때 그녀는 이미 판단 능력을 상실한 뒤었다. 사실 나는 앨버타의 이야기를 더욱 끔찍하고 무시무시하게 묘사할 수도 있었다. 의학이 발달하고 노인 인구가 늘어나면서 점점 더 많은 사람들이 유사한 상황에 직면할 것이다.

나는 중병에 걸려 몸과 마음이 극도로 쇠진한 상태로 오랜 기간 요양원에서 지내고 있는 환자들을 치료할 때마다 이런저런 갈등을 한다. 때로 나는 시스템의 일부일 뿐이고 내가 할 수 있는 최선을 다할 뿐이라고 합리화를 한다. 하지만 어떤 때는 환자를 치료하는 것도 아니고 편안하게 해주는 것도 아니면서 시간과 에너지, 돈과 재능을 낭비하고 있는 것처럼 느껴지면서 화가 나기도 한다. 무엇보다, 무의미한 연명시술을 중단하는 조치를 취하지 못하는 것에 대해 죄책감을 느낀다. 지금 나는 이 책을 쓰는 것으로 그나마 위안을 받고 있다. 하지만 만일 당장 내일이라도 또 다른 앨버타를 만난다면 어떻게 할 것인가? 최선의 해답은 앨버타와 같은 죽음을 맞이하지 않도록 우리 각자가 사전의료계획을 준비하는 것이다.

4

어떤 양식을 사용할 것인가?

사전의료의향서 작성 요령 i

중력을 이겨내는 것은 어렵지 않지만 때로 서류 작업이 우리를
짓누른다.
— 베르너 폰 브라운(Wernher von Braun, 1912-1977, 로켓 과학자)

사전의료의향서는 우리가 사고나 질병으로 의식이 없거나
흐려져서 올바른 판단이 어렵거나 불가능한 상황이 될 경우를
대비해서 임종을 앞두고 어떤 종투의 의료 조치를 받기를 원하
는지를 진술하는 것이다.

앞서도 말했듯이, 사전의료의향서 작성에는 보통 다음과 같
은 네 가지가 포함된다.

1. 회복이 불가능한 말기 상태로 임종을 앞두고 있을 때 어떤
연명시술을 받을 것인지 선택한다.

2. 본인이 결정할 수 없을 상황에 대비해서 대신 결정해줄 '의사결정 대리인'을 지정할 수 있다.

3. 사후 지시: 장기 기증이나 시신 기증, 시신의 처리, 장례 절차에 대한 입장을 밝힌다.

4. 문서화: 사전 의료의향서에 작성한 내용이 효력을 지닐 수 있도록 본인이 서명을 하고 증인의 서명을 받는다.

사전의료의향서를 작성할 때는 먼저 삶과 죽음에 관한 기본적인 가치관과 기준에 대해 생각해보거나 글로 써보는 것이 바람직하다.

예를 들어, 어떤 사람은 이렇게 생각할 수 있다. "나에게는 정신적인 삶이 가장 중요하다. 만일 내 정신이 기능을 하지 않는 것처럼 보인다면, 이를테면 주변에서 무슨 일이 일어나고 있는지 인식하지 못하거나 사람들을 알아보지 못한다면, 나는 더 이상 무의미한 연명시술로 삶을 연장할 가치가 없다고 생각한다. 그러므로 남은 날들은 고통을 받지 않고 편안하게 쉬다가 자연의 순리를 따를 것이다."

또 어떤 사람은 이렇게 생각할 수 있다. "나는 생명이 완전하다고 믿는다. 만일 내가 주변에서 일어나고 있는 일을 이해하지 못하는 것처럼 보인다고 해도 내 안에는 의식과 인식이 있을 수 있다. 내가 처한 상황은, 다른 사람에게 어떻게 보일지 몰라도, 여전히 내 삶의 일부이며 소중한 것이다. 또한 환자가 혼수상태에 빠져 있다가 회복하는 경우도 있으므로 나는 최대한 오래 생명을 유지하고 싶다."

사전의료의향서는 종교에 따라 고유의 양식을 사용할 수도 있다. 예를 들어, 가톨릭교회에서 사용하는 양식을 보면 일반적인 양식과 유사하지만 다음과 같은 문구가 포함되어 있다. "나는 어떤 경우에도, 비록 고통을 없애기 위한 목적이라고 해도, 의도적이거나 아니거나, 죽음을 초래하는 행위를 가하거나 생략하는 것에 반대한다. 교황 요한 바오로 2세가 발표한 〈영구적인 식물인간 상태의 환자들을 위한 치료(2004. 3. 30.)〉의 문서에 담긴 가톨릭 윤리 지침에 따라 결정해주기를 지시한다."

가톨릭교회에서 제정한 의학윤리지침서를 보면 인공호흡기는 특수 연명시술로 보고 중단하는 것을 용인하지만 영양공급은 도덕적 의무에 해당하는 일반 연명시술로 구분하고 있다.

또한 미국의 '품위 있는 노년Aging with Dignity'이라는 비영리단체에서 운영하는 웹사이트에서는 '다섯 가지 소원'이라는 제목으로 사전의료의향서 양식을 제공하고 있는데, 다음과 같은 다섯 가지 선택에 대해 답하는 형식으로 되어 있다.

1. 의학적 치료에 관한 결정을 대신해줄 사람을 선택한다.
2. 원하는 치료나 원하지 않는 치료를 선택한다.

3. 어느 수준으로 편안하게 지내기를 원하는지를 선택한다.

4. 사람들이 나를 어떻게 대해주기를 바라는지 진술한다.

5. 사랑하는 사람들에게 당부하고 싶은 말을 진술한다.

사전의료의향서는 개인이 직접 진술하는 형식으로 작성해도 마찬가지로 유효하다. 또한 언제라도 변경하거나 철회할 수 있다. 새로 양식을 작성하면 이전에 작성한 양식은 자동적으로 효력을 잃는다. 이 서류는 성격 상 의사전달이 불가능할 때나 즉각적인 결정을 요구하는 응급 상황에서 필요한 것이므로 반드시 가족이나 가까운 사람들에게 그 내용과 보관 장소에 대해 알려야 한다.

개인이 직접 작성한 사전의료의향서의 예

나 ___________ 는 병에 걸려 치료가 불가능하고 죽음이 임박할 경우를 대비하여 나의 가족, 친척, 그리고 치료를 맡고 있는 분들께 다음 같은 희망을 밝혀두고자 합니다. 이 선언서는 내가 정신이 아직 온전한 상태에 있을 때 적어놓은 것입니다. 따라서 이 선언서는 내가 스스로 파기하거나 변경하지 않는 한 유효합니다.

만일 내가 현대의학으로 치료할 수 없고 곧 죽음이 임박하리라는 진단을 받는다면, 죽는 시간을 뒤로 미루기 위한 연명조치는 일체 거부합니다. 다만 고통을 완화하기 위한 조치는 최대한 취해주시기 바랍니다. 그로 인한 부작용으로 죽음을 일찍 맞는다 해도 상관없습니다.

내가 몇 개월 이상 의식불명의 혼수상태에 빠졌을 때는 생명을 인위적으로 유지하기 위한 연명조치를 중단해주시기 바랍니다. 위와 같은 요청에 따라 진행된 모든 행위의 책임은 본인에게 있음을 분명히 밝히고자 합니다.

작성자 이름: 사인:

증인 이름: 사인:

작성일: 년 월 일

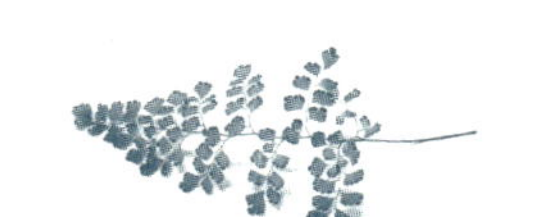

5

아쉬운 선택
연명시술을 너무 일찍 또는 너두 늦게 포기한 사례

인생에서 가장 배우기 어려운 것은 어느 다리를 건너가고 어느 다리를
불태울 것인지를 구분하는 것이다.
— 데이비드 러셀(David Russell, 영화감독)

사람들은 저마다 살아가는 모습이 다른 것처럼 죽음을 맞
이하는 방식도 제각각이다. 여기 매우 어려운 방식을 선택한 두
남자의 이야기가 있다.

마이클 시몬스는 매사에 철저하고 열정적인 사람으로 자
신의 인생에서 네 가지를 가장 중요하게 생각했다. 첫째, 그는
자신이 하는 일을 사랑했다. 그는 어린 시절의 장래 희망에 따
라 의대를 졸업하고 베트남 전쟁에 참전해 해군에서 2년을 복
무한 후에 내과 수련의 2년 과정을 마치고 의사가 되었다. 전문

의가 된 후에도 첨단 의학을 따라잡기 위해 틈틈이 의학 서적과 저널을 읽으며 새로운 지식을 습득하는 한편, 모든 환자들이 바라는 친절하고 자상한 의사가 되기 위해 노력했다. 둘째, 그는 전장 25 피트 길이의 보트를 갖고 있었는데 주말이면 시간이 날 때마다 그 배를 세심하게 보살피곤 했다. 정비 내역은 물론이고 언제 누구를 태우고 어디로 출항을 했는지 항해 일지에 꼼꼼하게 기록했다. 종종 그 배를 타고 마을 항구에서부터 해로를 따라 플로리다까지 다녀오곤 했다. 전시장에 다니며 장비를 새로 교체하고 보트 잡지에 기고도 했다. 셋째, 그는 건강을 유지하기 위해 자기 관리를 철저히 했다. 야구선수로 활약했던 대학 시절부터 담배와 술은 물론이고 어떤 마약도 일절 하지 않았다. 그야말로 바른 생활 시민이었다. 마지막으로 그에게는 세상에서 무엇보다 소중하게 여기는 사랑하는 가족이 있었다. 아내 카알라는 그의 가까운 친구이자 동반자였다. 그를 닮아서 어릴 때부터 과학에 관심이 많았던 딸 레이첼은 연구기관에서 일하는 과학자이자 두 아이의 어머니가 되었다.

마이클이 이상 증상을 느낀 것은 거의 알게 모르게 점차적으로 시작되었다. 그는 언제부터인가 쉽게 피곤해진다고 느꼈지만 대수롭지 않게 생각했다. 하지만 운동치료를 강화해도 나른하고 피곤한 느낌은 점점 더 심해졌다. 게다가 위산역류 위험 요인이 없는 사람에게는 흔하지 않은 식후 속쓰림 증상이 생겼다.

하지만 건강 검진 결과는 깨끗하게 나왔다. 통상적으로 하는 검사들은 모두 정상이었다. 마이클은 최고의 전문의들을 만나 자신의 증상에 대해 의견을 나누기도 했다. 혈압강하제 복용으로 인한 부작용이 아닌가 생각해서 약을 끊어보기도 했지만 증상은 사라지지 않았다.

수개월에 걸쳐 마이클의 증상은 점점 더 악화되었다. 적어도 한 주에 한번은 기도가 막히면서 숨을 쉬지 못하는 고통을 겪었다. 응급실로 실려 가서야 겨우 호흡이 정상으로 돌아온 적이 두 번이나 있었다. 마이클은 자신의 증상에 대해 짐작하는 것이 있었지만 아내에게 이야기할 용기가 나지 않았다. 검사는 계속되었다. 다시 한번 CT 스캔을 포함해서 일반적으로 하는 검사들은 모두 음성으로 나왔지만 신경근육 검사에서 문제가 발견되었다. 이런저런 질병의 가능성을 모두 제외시키자 딱 한 가지가 남았다. 그가 두려워하던 바로 그 병이었다. 근위축성측 색경화증(ALS)이었다.

보통 루게릭병이라고 알려진 근위축성측색경화증은 척추의 신경세포부터 시작해서 점진적으로 진행되는 신경근육계 질환이다. 신경세포들이 죽으면서 근육이 점차적으로 소실되기 때문에 결국 서거나 걷지 못하게 되고 나중에는 손과 팔을 사용하지도 못한다. 마이클의 경우에는 가장 먼저 목의 신경세포가 죽었으므로 말을 하거나 음식물을 삼키는 기능에 영향을 미쳤다. 하지만 루게릭병은 인지 기능에 영향을 주지 않으므로 환자는 완전히 깨어 있고 정신 상태가 온전하다. 특별한 치료법이 없으며 진단을 받은 후 평균적인 생존 기간은 3년에서 5년 사이다. 하지만 루게릭병 환자 중에는 드물게 10년에서 20년 또는 30년까지 생존하는 경우도 있다.

마이클은 학문적인 호기심을 갖고 무너져가는 자신의 몸을 관찰했다. 팔뚝과 다리의 근육이 피부 아래에서 뒤틀리는 것을 신기한 듯이 지켜보았다. 마이클은 루게릭병 환자들을 돌보면서 그들이 죽어가는 것을 보았으므로 자신에게 어떤 일이 닥칠지 알고 있었다. 그는 계속 내리막길을 달리다가 마지막에는 호흡 곤란으로 죽을 터였다.

마이클은 자신이 루게릭병에 걸린 것을 알고 그 즉시 생명 연장을 위한 의료 조치를 받지 않기로 결정했다. 자살을 생각하기도 했지만 아내와 딸에게 충격을 줄 것이라고 생각해서 포기했다. 마이클은 자신의 몸이 약해지는 것을 지켜보며 점점 더 실의에 빠졌다. 그런 병에 걸리는 것은 공정함과는 아무 관계가 없다는 것을 누구보다 잘 알고 있었지만 그래도 세상이 원망스러웠다. 그는 언제나 자기관리를 철저히 해왔고 모든 일에 최선을 다하면서 살았으며, 무엇보다 아직 58세였다.

마이클은 루게릭병에 걸리면 건강을 회복하지는 못하더라도 살아 있는 동안 좀 더 편안하게 지내면서 신체와 정신 기능을 최대한 오래 유지할 수 있는 방법들이 있다는 것을 알고 있었다. 물리치료를 받으면 신체적 한계에 좀 더 수월하게 적응할 수 있고, 언어치료를 받으면 말이 점점 어눌해지는 과정을 늦출 수 있었다. 호흡과 의사소통에 도움을 주는 보조 장치들과 기동성을 높여주는 전동 휠체어도 있었다. 그의 아내는 이런저런 도움을 받아보자고 권했지만 마이클은 그 모든 것을 거절했다.

의사로서 그가 할 수 있는 업므는 이제 문서 작업밖에 없었다. 보트를 타는 것은 생각조차 할 수 없었다. 운전은 물론이고 심지어는 걷는 것도 점점 힘들어졌다. 마침내 그는 조기 은퇴를 신청했다.

아내 카알라는 그가 여생을 즐기면서 살 수 있도록 최대한 배려했다. 그녀는 남편이 행운의 장기 생존자가 되기를 바랐지만 그의 상태로 미루어보아 시간이 많이 남지 않았다는 것을 알고 있었다. 마이클의 병세가 너무 악화되기 전에 부부는 알래스카로 유람선 여행을 떠났다. 마이클은 휠체어에 묶여 배에서 나갈 수 없었지만 다시 한 번 간절히 그리워하던 바다를 여행할 수 있었다.

그들이 여행을 마치고 집에 돌아가자 딸과 손자들 뿐 아니라, 친지들, 직장 동료들, 그가 돌보던 환자들까지 그에게 작별 인사를 하기 위해 찾아왔다. 유럽에서 먼 길을 마다하지 않고 그를 보러 오는 사람들도 있었다.

마이클은 몇 가지 연명시술을 받는 것으로 한 발 양보했다. 그는 숨이 막혀서 음식물을 잘 삼킬 수 없었으므로 위조루술을 하기로 동의했다. 이제 모든 수분과 영양은 직접 위로 공급했다. 그리고 숨쉬기가 너무 힘들어지자 폐에 공기가 들어가고 나가는 것을 원활하게 해주는 양압호흡기를 사용하기 시작했다.

의사들은 그에게 기관절제술을 받으라고 권했다. 기관절제술을 하면 양압호흡기가 더 이상 충분한 도움이 되지 못할 때 인공호흡기로 바꿀 수 있었다. 그는 아직 정신이 온전하므로 인공호흡기를 사용하면 말은 못해도 컴퓨터와 다른 장치들을 이용해서 의사소통을 할 수 있었다. 그에게는 아직 삶을 즐길 수 있는 여러 가지 길이 열려 있었다. 의사들은 세계적인 물리학자 스티븐 호킹이 루게릭병에도 불구하고 30년 이상 생존하고 있으며 전신마비 상태로 인공호흡기에 의지하고 있으면서도 계속 과학계에서 두각을 나타내고 있는 사례를 이야기하며 그를 설득했지만 소용이 없었다.

의사들과 친구들은 연명시술을 거부하는 그의 의사를 존중했지만 이해하지는 못했다. 무엇보다 그는 여러 가지로 힘들고 불편하지만 통증에 시달리지는 않았기 때문이다. 그러니 그냥 견디면서 최대한 오래 사는 방향으로 노력하는 것이 어떨까? 하지만 그는 자신이 생각하는 삶의 질을 기준으로 결정을 내렸다. 그는 자신이 사랑하는 일들을 할 수 없다면- 의사로서 하는 일, 보트 여행, 운동, 가족들과 시간 보내기- 더 이상 삶을 연장하고 싶지 않다고 했다. 그는 인생에서 자신이 소중하게 생각하는 일들을 하지 못한다면 살아 있는 것은 의미가 없다고 말했다. 이런 그의 결정에 대해 그의 아내를 포함해서 거의 모든 사람들이 안타까워했다. 하지만 그녀와 마이클은 결혼을 하면서 건강할 때나 병들었을 때나 서로 상대방의 의사를 존중해주기로 약속했었다.

마이클은 하루가 다르게 쇠약해지면서 더 이상 집 밖으로 나갈 수 없게 되었다. 그는 TV에서 흘러간 영화를 보며 하루 종일 누워서 보냈다. 그리고 마지막 다섯 달 동안에는 실제로 24시간 보호자가 옆에서 그를 돌봐야 했다. 그의 아내가 혼자 감당하기 어려워지자 딸이 직장에 병가를 내고 와서 그들과 함께 지냈다. 친지들은 음식을 가져다주고 심부름을 해주고 말벗이 되어주기도 했다.

가족들은 마침내 호스피스의 도움을 받기로 했다. 상담을 받고 바로 다음 날부터 거의 매일 호스피스 직원들이 집으로 방문했다. 그들이 마이클을 돌보는 시간 동안 가족들은 휴식을 취할 수 있었다. 그들은 또한 가족들에게 환자를 먹이고 씻기고 하는 것을 보다 수월하게 하는 요령을 가르쳤고 환자의 고통을 완화시키는 약을 제공했다. 마이클은 종종 폐에 충분한 공기를 들이마실 수 없어서 호흡 곤란을 일으켰다. 그럴 때마다 기도에서 점액을 빨아내고 통증과 불안을 가라앉히는 약물을 투여하는 한편 적절한 양의 모르핀을 처방해서 공기 기아를 예방했다.

임종이 가까워지면서 마이클은 아주 잠깐씩 깨어 있었다. 맥박이 점점 빨라졌고 피부는 축축하고 수족은 차디찼다. 숨쉬기가 힘들었고 혈중 산소가 감소했으며 혼수상태에 빠졌고 결국 심장 기능이 멈추었다. 그는 마지막 숨을 몰아쉬고 몸을 떨더니 아내의 품 안에서 영원히 눈을 감았다. 루게릭병이라는 진단을 받은 지 15개월만이었다.

조셉 크란츠의 아내 에디스가 폐색전으로 죽으면서 마지막으로 그에게 남긴 말은 너무 오래 슬퍼하지 말라는 것이었다. 그녀는 말했다. "인생은 선물이에요. 마음껏 누리세요. 가족들을 곁에서 지켜주세요."

조셉과 에디스는 50년 전에 결혼해서 세 자녀를 두고 풍족한 삶을 살았다. 자녀들은 모두 장성해서 각자 가정을 꾸렸다. 조셉은 독일에서 미국으로 건너와 자수성가한 이민 1세대였다. 그는 열심히 일했고 항상 주어진 기회를 최대한 활용할 준비가 되어 있었다. 그가 도시공학을 전공하고 대학을 졸업하던

1960년대에 미국은 전국적으로 고속도로 체계를 수립하기 시작했다. 그는 대형 건설회사에 입사해서 승승장구하며 사장직까지 올랐고 70세가 되던 해에 은퇴했다.

크란츠 부부는 몇 년 동안 평온한 생활을 즐겼으나 에디스가 고관절 골절로 고생하다가 폐색전으로 세상을 떠났다. 조셉은 슬픔에 빠졌지만 이윽고 마음을 추스르고 삶을 즐기라는 아내의 충고를 마음에 새겼다. 그는 자선사업에 더욱 매진하면서 마을 병원에 부속건물을 세워주기도 했다.

조셉은 매우 건강했다. 그는 20년 넘게 담배를 피우지 않았고 술은 적당히 마셨다. 50세에 고혈압 진단을 받았지만 약으로 증상을 적절히 다스릴 수 있었다. 하지만 80세가 되면서 다리가 부어오르고 밤에 식은땀을 흘리는 증상이 시작되었다. 그리고 어느 날 겨드랑이에서 작은 혹이 만져지는 것을 느꼈다. 아프지는 않았지만 전에는 없던 것이었다. 그는 더 이상 이런저런 증상들을 무시할 수 없었다.

조셉은 병원에 입원해서 혈압, MRI 스캔, 골다공증 검사, 림프선 조직의 생체검사와 현미경분석 등, 정밀검사를 받고 여러 분야의 전문의들과 상담했다. 마침내 그의 주치의가 진단을 내렸다. 림프종이었다.

림프종 치료는 복잡하기 때문에 조셉은 암전문의에게 맡겨졌다. 페이틀 박사는 림프종 환자들 중에는 5년 이상 생존하는 경우가 많다고 조심스럽게 낙관했다. 하지만 개인에 따라 어떻게 될지는 예견할 수 없다고 덧붙였다. 조셉은 상태가 양호한 편이었지만 림프종에 걸리는 대부분의 환자들보다 나이가 많았다.

화학요법을 시작하기 전에 의료진은 조셉의 가슴 혈관에 카테터를 삽입해서 피부 바로 아래쪽에 특별한 통로를 만들었다. 그 튜브를 통해 그가 화학요법을 받을 때마다 새로운 혈관을 찾을 필요 없이 약물을 투입할 수 있었다.

페이틀 박사는 그에게 화학치료를 몇 차례 받아야 하며 최대한 조심스럽게 약을 투여하겠지만 부작용을 완전히 피해갈 수는 없다고 설명했다. 예상했던 대로, 조셉은 화학치료를 받으면서 머리카락이 빠지고 속이 메스껍고 피곤했으며 입안이 허는 증상이 나타났다. 가족들은 정성껏 그를 보살폈고 모두가 직장에서 일해야 하는 주중에는 간병인을 고용해서 그를 돌보게 했다.

조셉은 그의 생에서 가장 큰 충격을 받았다. 죽음의 그림자는 그를 두렵게 했지만 또한 투지를 불러일으켰다. 그는 투사가 되었다. 그는 암에 굴복하지 않겠다고 마음을 단단히 먹고 자신이 걸린 병에 대해 연구하기 시작했다. 림프종의 원인과 증상 뿐 아니라 최근 치료법에 대해서도 자세히 공부했다. 장기 생존자의 사례들을 읽으며 용기를 얻기도 했다. 또한 의학 저널

을 읽고 최첨단 치료법에 대해 국내외 권위자들과 연락을 주고
받기 시작했다. 비타민과 백신 치료를 포함한 대체의학에 대해
서도 연구했다. 심지어는 치료법이 나올 때까지 시신을 냉동 상
태로 보관하는 인체냉동보존 기술에 대해 알아보기도 했지만
아직은 충분히 기술이 발달하지 않았다는 결론을 내렸다.

　페이틀 박사는 조셉에게 완화의료를 받으라고 제안했다.
최근의 연구에 의하면, 말기 환자의 경우 공격적인 치료를 받는
중이라고 해도 완화의료를 받으면 삶의 질이 높아질 뿐 아니라
더 오래 생존하는 것으로 알려져 있다. 하지만 조셉은 회의적이
었다. 완화의료는 호스피스를 말하는 또 다른 이름이 아닌가?
그리고 호스피스는 회복 가능성이 없는 환자들을 위한 것이 아
닌가? 페이틀 박사는 그 차이에 대해 자세히 설명했지만 조셉
을 설득할 수 없었다.

　"나에게 이제 그만 살라고 하는 말처럼 들리는군요." 조셉
은 딱 잘라 말했다.

　조셉은 그 후 4년에 걸쳐 여러 차례 화학요법을 받았다. 페
이틀 박사는 한 가지 약이 효과가 없어지면 또 다른 약을 처방
했다. 조셉은 항상 새롭고 더 나은 치료를 받을 수 있기를 희망
했지만 결국 림프종은 어떤 치료에도 더 이상 반응을 보이지
않았다.

　조셉은 사전의료의향서 양식을 받고 작성하기 전에 신중하

게 내용을 검토했다. 그는 최대한 생명을 오래 연장하는 방식을 선택하기로 했다. 그는 자신에게서 '플러그를 뽑는 것'을 원하지 않았다.

"내일 새로운 치료법이 발견될지 누가 알겠소?"라고 그는 반문했다.

그는 삶을 너무 일찍 포기해서 새로 개발될지도 모르는 기적적인 치료법을 놓치고 싶지 않았다. 의사결정 대리인은 장남 개리로 지정했다. 하지만 개리와 형제들은 아버지의 결정에 대해 반신반의했다. 그들은 아버지를 깊이 사랑했고 화학요법 덕분에 지난 4년 동안 그가 살아 있었던 것에 대해 감사하게 생각했다. 하지만 다른 한편으로는 그가 계속 화학요법을 받으면서 고통스러워하는 모습을 지켜보기 힘들었다. 화학요법으로 인해 그의 상태가 더욱 악화되는 것처럼 보이기도 했다.

개리가 이러한 우려를 표현하자 조셉은 벌컥 화를 냈다. "내가 치료 가능성을 믿고 오래 사는 것을 자식들이 원하지 않는 것이냐? 하루 빨리 내 재산을 유산으로 받고 싶어서 안달이 난 것이냐?"

그러자 개리는 곧바로 이의를 철회하고 아버지가 원하는 대로 따르기로 했다.

조셉이 줄기세포 이식을 받고 싶다고 말했을 때 페이틀 박사는 회의적인 반응을 보였다. 골수이식을 하기 위해서는 우선

적합한 기증자를 찾아야 하고, 그 다음에는 집중적인 화학요법과 방사선요법으로 골수를 제거하고 면역체계를 억제해야 한다. 그리고 새로운 골수를 주입하고 나서 반응을 지켜보는 시간이 몇 주에서 몇 달까지 걸릴 수 있다. 그 동안 환자는 격리된 병실에서 지내야 하고 사소한 병이나 합병증이 생기기라도 하면 위험해질 수 있다. 84세의 나이에 몇 년 동안 항암치료를 받으며 쇠약해진 상태에서 그렇게 힘든 치료를 견딜 수 있을 것 같지 않았다.

하지만 조셉은 단호했다. 그는 이식을 원했고 의료보험으로 보상을 받지 못하는 치료라고 해도 기꺼이 비용을 지불하겠다고 했다. 그는 병원장을 불러서 자신이 그 병원에 기부를 했다는 사실을 상기시켰다.

조셉이 기껏해야 몇 달 더 생명을 연장하기 위해 위험한 치료를 받겠다고 하자 개리와 가족들은 망연자실했다. 병원에서 고통스럽게 죽는 것보다는 집이나 호스피스에서 편안하게 죽는 것이 더 나은 것이 아닐까? 하지만 그들은 아버지의 뜻을 거스르지 않는 법을 배웠다. 암과 맞서 싸우겠다는 그의 투쟁심이 살고자 하는 의지에서 나오는 것인지 죽음에 대한 두려움에서 나오는 것인지는 아무도 알 수 없었다.

골수이식을 준비하는 동안 조셉의 상태는 점점 나빠졌다. 숨을 쉬는 것도 힘들었고 고열에 시달렸다. 그는 다시 응급실로 실려 갔고 폐렴, 신부전, 저혈압 진단을 받았다. 위독한 상태로 중환자실에 들어간 조셉은 몇 시간 만에 패혈증이 발생하면서 혈압이 떨어지기 시작했다. 곧바로 혈압을 높이는 약물이 투여되었다.

가족들이 응급실에 도착했을 때 조셉은 혼수상태에 빠져 있었고 인공호흡기로 숨을 쉬고 있었다. 페이틀 박사는 가족들에게 패혈증이 개선되지 않고 있다고 설명했다. 조셉의 면역체계는 거의 무너졌다. 그는 의식을 회복하지 못했고 골수이식을 할 수 있는 상태는 더더욱 아니었다. 의사는 가족들에게 그에게서 호흡기를 제거하는 것이 어떠냐고 제안했다.

개리의 동생들은 의사의 조언을 따르자고 했다. 그들은 아버지가 충분히 고통을 겪었다고 느꼈다. 그는 열심히 싸웠지만 이제 떠날 때가 된 것 같았다. 하지만 개리는 망설였다. 가족들은 중환자실의 좁은 칸막이 안에서 아버지의 병상을 둘러싸고 의료 설비와 모니터를 피해 옹기종기 모여 섰다. 조셉은 몸이 불덩이 같았지만 손은 차디찼고 점점 피부가 검게 변하면서 괴사의 징후를 보였다. 하지만 개리는 '절대 플러그를 뽑지 않겠다'고 아버지에게 했던 약속을 지켜야 했다. 형제들은 번갈아가며 중환자실에서 불침번을 섰다. 다음날 오후 패혈증이 그를 완전히 집어삼켰고 마침내 심장 박동이 멈추었다.

만일 내가 위의 두 사람과 같은 상황에 처한다면 어떻게 하기를 원할까? 만일 루게릭병에 걸렸지만 고통이 심하지 않고 의식이 온전하다면 나는 기관절개술, 호흡 보조장치, 그리고 기동성과 의사소통을 도와주는 모든 현대의 기술을 동원해서 최대한 오랫동안 나에게 남은 시간을 즐기기로 했을 것이다. 하지만 마이클은 루게릭병 진단을 받고 나서 서둘러 삶을 포기하는 바람에 현대 의학의 혜택을 충분히 받지 못했을 뿐 아니라 사랑하는 사람들에게 서운함과 아쉬움을 남기고 떠났다.

반면, 내가 조셉처럼 림프종 말기 상태가 된다면 화학요법을 한두 번 받아보겠지만 그 후에는 집에 가서 편안하게 지내다가 자연의 순리를 따를 것이다. 나는 패혈증으로 죽는 환자들을 보아왔는데 그것은 결코 훌륭한 죽음이 아니다. 조셉은 비현실적인 삶에 대한 집착으로 남은 시간마저 고통 속에서 보내다가 세상을 떠났다.

위의 두 사례에서 볼 수 있듯이 환자가 의식이 있는 동안에는 모든 의료 조치에 대한 결정은 어느 누구도 아닌 본인의 의사에 달려 있다. 나는 의사의 입장에서 환자의 결정에 동의하지 않는다고 해도 이의를 제기하거나 섣불리 단정을 내리지 않는다. 의사로서 내 임무는 어떤 편견이나 선입견을 갖지 않고

환자와 그 가족들이 의논해서 현명한 판단을 내릴 수 있도록
최선의 정보를 제공하는 것이다. 그리고 환자가 의식이 없을 때
사전의료의향서를 준비해 놓은 것이 있다면 그 내용에 최대한
충실하게 의료 조치를 취하려고 노력한다.

　또한 정책 입안자의 한 사람으로서, 모든 사람들이 너무 늦
기 전에 사전의료계획을 할 수 있는 제도적 장치가 마련되기를
바란다.

6

어떤 의료 시술을 받을 것인가?

사전의료의향서 작성 요령 ii

내가 죽음을 데리러 갈 수 없었으므로 대신 죽음이 친절하게도 나를
데리러 왔다. 마차에는 우리 둘뿐, 그리고 불멸이 함께 타고 있었다.
― 에밀리 디킨슨(Emily Dickinson, 1830-1886, 시인)

우리가 사전의료의향서를 작성할 때 선택할 수 있는 조건
을 가장 단순하게 분류하자면, 생명을 연장하기 위한 어떤 의
료적 조치도 받지 않거나, 또는 일부 필요한 의료 조치를 받거
나, 또는 현대 의학이 제공하는 모든 수단을 동원해서 생명을
연장하는, 세 가지 방법이 있는 셈이다.

1. 어떤 방식의 연명시술도 원하지 않는 경우

"내가 편안하고 자연스럽게 죽음을 맞이할 수 있도록 허락해
주기 바란다. 나는 생명 연장을 위한 어떤 의학적 개입도 원하

지 않는다. 튜브나 다른 의료 장치에 의한 인위적인 영양 공급과 수분 공급은 원하지 않는다."

2. 생명 연장 치료의 일부만 받기를 원하는 경우

"내가 편안하고 자연스럽게 죽음을 맞이할 수 있도록 허락해주기 바란다. 생명 연장을 위해 사용하는 의료적 조치는 원하지 않는다. 다만, 입으로 충분한 영양을 섭취하지 못한다면 튜브나 다른 장치에 의한 영양 공급과 수분 공급을 받기 원한다."

3. 현대 의학이 제공하는 생명 연장 치료를 모두 받을 경우

"나는 일반적으로 용인된 의료 기준의 한도 내에서 최대한 오래 생명을 연장해주기를 바란다. 다시 말해, 나의 죽음을 예방하거나 연기할 수 있다면 합리적인 의료적 판단에 의한 모든 조치를 취해주기 바란다. 또한 음식을 먹지 못한다면 튜브나 다른 장치를 통해 영양과 수분 공급을 받기 원한다."

위의 세 가지 중에 어떤 방법을 선택하든지, 사전의료의향서의 목적은 환자의 치료를 제한하는 것이 아니며 환자가 스스로 자신이 원하는 치료의 종류와 범위를 정할 수 있도록 하는 것이다. 또한 선택은 전적으로 본인에게 달려 있지만 삶의 의미에 대한 개인적 이해가 선행되어야 한다. 그러면 선택에 도움이 될 수 있도록 몇 가지 연명시술에 대해 구체적으로 알아보자.

수분과 영양 공급

죽음의 그림자가 드리우면 환자는 식욕이 줄어든다. 사실 많은 의료 전문가들이 말기 환자의 식욕 상실을 임종이 가까워진 한 가지 신호로 보고 있다. 먹고 마시는 것은 숨 쉬는 것 다음으로 생존을 위해 필요한 기본적인 활동이기 때문이다. 신체 기능이 작동을 멈추기 시작하면 영양 섭취에 대한 욕구가 사라진다. 신진대사가 느려지면서 식욕이 감퇴하는 것이다. 급기야는 겨우 입술과 입안을 축일 수 있을 정도의 물을 원한다.

영양공급을 중단하는 것이 죽어가는 환자에게 고통을 주는 것은 아닌지, 따라서 윤리적인지 아닌지는 복잡한 문제이며 다양한 의견들이 있다. 종종 그 해답은 환자의 상태에 따라 달라진다.

암으로 죽어가는 어떤 환자를 예로 들어보자. 이 환자는 모든 가능한 치료를 받았지만 암이 전신으로 퍼졌다. 식욕은 사라졌고 몸무게가 줄어서 뼈만 앙상하다. 진통제로 통증을 다스리고 있지만 하루가 다르게 쇠약해지고 이따금 잠깐씩 깨어 있을 뿐이다. 숨쉬기가 어렵고 침대에서 일어나지 못한다. 이런 경우 영양공급으로 생명을 연장하는 것은 부질없으며 사실 고통을 연장하는 것이 될 수 있다.

반면, 뇌를 심하게 다친 젊은이를 생각해보자. 이 환자는 혼수상태에 빠져있다. 뇌파는 정지 상태이고, CT 스캔을 보면 뇌 조직이 파괴되고 체액으로 가득 차 있다. 개선이나 회복의 기미는 보이지 않는다. 하지만 다른 신체 기능은 정상적으로 움직이고 있다. 폐는 공기를 호흡하고 심장은 혈액을 퍼 나르고 소화기관은 음식물을 처리한다. 의료진은 환자를 계속 관찰하면서 수시로 욕창을 예방하기 위해 자세를 바꿔주고, 사지 관절 구축을 최소화하기 위해 물리치료를 한다. 이런 환자는 영양공급을 계속하면 때로 생명을 몇 년씩 연장할 수도 있다. 따라서 영양공급을 해야 하는지 아닌지는 어느 누구도 판단할 수 없다. 만일 이 환자가 사전의료의향서를 작성해서 위에서 설명한 세 가지 방법 중에 하나를 선택했다면 의료진이 어떻게 해야 할지 참고할 수 것이다. 만일 환자가 의사결정대리인을 지정했다면 그가 대신 결정을 내릴 수 있다. 하지만 어떤 문서도 남기지 않았고 대리인도 지정하지 않았다면 어떤 조치를 해야 할지 결정하기 어렵다.

여기 세 번째 환자가 있다. 이 환자는 척추 위쪽에 부상을 입어서 목 아래쪽이 마비되었다. 의식은 활짝 깨어 있고 사리분별이 명확하며 의사소통을 할 수 있다. 하지만 몸을 움직일 수 없으므로 매일 누군가 옆에서 기본적인 욕구를 해결해주어야 한다. 이 환자는 자신의 의사를 알릴 수 있으므로 사전의료의 향서가 있다고 해도 당장은 필요하지 않을 것이다. 영양공급을 받을지 안 받을지는 다른 건강한 성인들과 마찬가지로 본인의 선택에 달려 있다. 이런 경우 섭식을 거부하는 경우는 드물지만, 법률은 환자가 섭식을 강요당하지 않고 거부할 수 있는 권리를 인정한다.

통증과 불편함을 줄여주는 완화의료

불필요한 고통을 받기를 원하는 사람은 아무도 없다. 현대 의학에서 통증과 불편함을 완화시키는 완화의료 부문은 비약적인 발전을 해왔다. 하지만 여전히 우리가 생각해봐야 하는 문제들이 있다.

일부 진통제는 죽음을 재촉한다. 예를 들어, 모르핀, 딜라우디드, 코데인, 옥시콘틴과 같은 가약류가 진통제로 많이 사용되는데, 이런 약물들은 호흡 능력을 감퇴시키는 부작용이 있으며 과다복용은 갑작스러운 죽음을 부를 수 있다. 하지만 통증 완화를 위한 진통제 복용이 실제로 어떤 상황에서 죽음에 이르는 시간을 단축시키는지 판단하기는 쉽지 않다. 효과적인 진통제라도 잘못 사용하면 중죄로 간주되는 안락사를 유도하는 결과가 될 수 있고 생명을 보호하기 위한 의도라고는 해도 뜻하지 않게 의료진에게 책임이 돌아갈 수 있다. 만일 의사가 통증 완화를 위해 마약류를 '과다처방'한 것으로 의심되면 그것이 환자의 요구였다고 해도 형사나 민사 고발을 당할 수 있다.

그럼에도 불구하고 환자의 통증은 치료할 수 있고 또 치료해야 한다. 중독에 대한 두려움 때문에 앞으로 몇 주일밖에 살지 못하는 환자에게도 마약류 사용을 제한하는 경우가 있다. 하지만 나는 많은 환자들에게서 그들이 두려워하는 것이 죽음이 아니라 죽는 과정에서 겪을 수 있는 고통이라는 말을 들어왔다. 따라서 의사와 환자는 통증을 줄이고 완화시키는 최선의 방법에 대해 허심탄회한 대화를 나눌 수 있어야 한다. 또한 환자의 상태 변화에 따라 언제라도 진통제 복용을 변경할 수 있다.

심폐소생술(CPR)

심폐소생술을 받을 것인지 아닌지를 선택하는 것도 중요하다. 대부분의 사람들은 응급처치를 배우지 않았어도 TV와 영화에서 자주 보기 때문에 심폐소생술에 대해 어느 정도 알고 있다. 가장 간단한 방법은 희생자의 기도를 열고 구강 대 구강 인공호흡을 하고 흉부압박을 시도하는 것이다. 때로 자동제세동기를 사용할 수도 있다. 자동제세동기는 컴퓨터 프로그램을 사용해서 환자의 심장에 충격을 가해 정상적인 심장 박동을 회복시키는 의료기구다. 자동제세동기는 병원 뿐 아니라 종종 공항, 대형 건물, 운동 경기장처럼 공공장소에 설치되어 있다.

가장 복잡한 형태의 심폐소생술은 병원에서 의료진이나 현장에서 정식 면허를 가진 응급구조요원이 실시할 수 있다. 이 경우 환자의 기도에 플라스틱 튜브를 삽입하고 정맥주사로 에피네프린, 리도카인, 아트로핀을 투여한다. 병원에서는 이러한 심폐소생술을 실시하는 것을 '코드'라고 부른다. 코드는 환자의 반응에 따라 5분에서 10분까지 지속할 수 있다.

심폐소생술을 실시해서 환자가 의식을 회복하는 경우도 있지만 여전히 그 효과는 장담할 수 없다. 심폐소생술로 환자를 살려낼 확률은 4퍼센트에서 6퍼센트 정도에 불과하다. 병원에서 하는 경우에는 성공률이 좀 더 높지만 크게 다르지 않다. 몇 년 전 뉴잉글랜드 의학 저널에 텔레비전 의학 드라마에서 보여주는 심폐소생술의 성공률과 현실에서의 통계를 비교한 논문이 실렸다. 예상했던 대로, ER이라는 의학드라마에서 조지 클루니와 그의 동료들이 심폐소생술을 실시한 환자 중에 75퍼센트 이상이 살아났다. 안타깝지만, 그런 기록은 우리의 희망사항일 뿐이다.

심폐소생술 성공 여부를 결정하는 가장 중요한 요인은 환자의 평소 건강 상태, 심장마비가 일어난 후부터 흐른 시간, 심폐소생술을 실시하는 사람의 기술력, 그리고 심장마비가 일어난 원인이다. 예를 들어, 관상동맥이 막힌 노인 환자에게 심폐소생술을 실시할 때보다는 겨울 호수에 빠진 젊은이를 신속하게 끌어올려 심폐소생술로 살려낼 수 있는 확률이 더 높다.

앞에서 이야기한 앨버타 콜의 경우, 사전의료의향서가 없었기 때문에 의사들은 모든 가능한 의학적 조치를 동원해서 그녀를 치료할 수밖에 없었다. 그러한 조치들이 환자에게 도움이 되었는지 아니면 고통을 주었는지, 환자가 정말 원하는 것이었는지, 몇 달 더 생명을 연장한 것이 욕창, 신부전, 고관절 골절, 치매와 싸우며 그 모든 고통을 견딜만한 가치가 있는지, 그 많은 의료비를 지출할 만한 가치가 있었는지에 대해 묻는다면, 어느 누구도 분명한 답을 할 수 없다. 게다가 환자 자녀들 사이에 의견 충돌이 있다면 누가 나서서 연명시술을 중단하겠다는 결정을 하겠는가?

연명시술에 대한 사회적 합의

2008년 2월 폐암이 의심되는 김모 할머니가 연세대 세브란스병원에서 기관지 내시경을 이용한 조직 검사를 받다가 폐출혈과 심호흡 정지를 겪고 식물인간이 되었다. 김할머니 가족은 서울 서부지법에 '무의미한 연명시술 중지 가처분 신청'과 함께 본안 소송을 내고 헌법 소원도 냈다.

2009년 5월 국내 최초로 연명시술 중단을 인정하는 대법원 판결이 나왔다. 가족들이 지켜보는 가운데 김 할머니의 인공호흡기가 제거되었다. 그러나 짧게는 30분에서 길어야 사흘 정도 살 수 있을 거라는 예상을 뒤엎고 김 할머니는 스스로 호흡을 계속했으며 건강도 차츰 호전되었다. 때문에 '인공호흡기=인위적 생명연장 수단'이란 등식이 깨지면서 '연명시술의 범주를 어디까지로 규정할 것인가'에 대한 새로운 논란이 일어났다.

김 할머니는 석 달가량 스스로 호흡하며 생존하다가 2010년 1월10일 숨을 거두었다. 인공호흡기를 제거하고도 201일이 지났을 때였다.

대법원 판결이 불러온 존엄사 논란이 계기가 되어 보건복지부는 연명시술중단 제도화 요구에 적절히 대응하고, 국회 법안 심의에 활용하기 위해 종교계·의료계·법조계·시민사회단체·입법부에서 추천한 위원 18명으로 사회적 협의체를 구성하였으며 2010년 7월에 합의한 결과를 발표하였다. 사회적 협의체에서는 연명시술 중단 대상 환자, 중단 가능한 연명시술의 범위, 의사결정기구의 설립에서 다음과 같은 내용의 합의를 이루었다.

연명시술 대상 환자

연명시술 중단 대상은 말기환자로 제한하고 지속적 식물상태 환자는 대상에서 제외하되, 말기상태이면 포함한다.

중단 가능한 연명시술의 범위

말기환자의 수분·영양공급 등 일반연명시술은 중단될 수 없으며, 심폐소생술·인공호흡기 등 특수연명시술에 한하여 중단될 수 있다.

사전의료의향서

본인이 건강할 때 죽음을 대비하여 '사전의료의향서'를 직접 작성하는 문화를 조성하기 위해 정부가 적극적으로 노력해야 한다고 합의하였다. 반면, 환자의 자발적 의사결정이 곤란한 경우 추정 및 대리에 의한 의사표시를 인정할 것인지에 대한 문제와 입법 추진 등에 있어서는 아직 이견이 있어 합의에 이르지 못했다.

2010년 7월 14일 보건복지부 생명윤리안전과

7

세상을 떠나는 순서는 정해져 있지 않다

사람들은 늙어서 병에 걸려야 그 때 비로소 죽음을 현실로 받아들이는 경향이 있다. 하지만 연명시술 중단 여부를 결정하는 문제로 세상을 떠들썩하게 했던 세 건의 법정 소송 사건은 모두 꽃다운 나이의 건강한 여성들에게 일어난 일이었다. 2004년과 2005년에 테리 쉬아보의 '죽을 권리'에 대한 기사가 언론을 장식하면서 전국적인 논쟁이 벌어지기 시작했다. 하지만 그보다 훨씬 전에도 유사한 두 건의 소송 사건이 있었다. 이 세 건의 사례는 많은 사람들에게 연명시술에 대한 여론을 환기시키고 궁극적으로 법을 변화시키는 계기가 되었다.

결국 죽음으로 끝난 세 명의 불은한 여성들의 이야기는 우리에게 성인이라면 누구나 사전의료계획이 필요하다는 사실을 깨우쳐 주었다. 만일 그들이 사전의료의향서를 작성해두었다면 오랜 세월에 걸친 무의미한 연명시술과 가족들의 지루하고 소모적인 법정 투쟁을 피할 수 있었을 것이다.

카렌 퀸란 사건

35년 전 카렌 퀸란은 의료 역사상 최초로 '죽을 권리'를 둘러싸고 벌어진 공개적이고 법적인 사건에 휘말린 주인공이 되었다. 뉴저지 대법원은 이 사건을 '중차대한 문제'라고 규정했는데 왜냐하면 두 가지 근본적인 질문을 제기했기 때문이었다. 첫째, 우리에게 생명을 연장하는 의료 조치를 거부할 권리가 있는가? 그리고 둘째, 만일 그러한 권리가 있다면, 스스로 결정을 내릴 수 없는 환자를 대신해서 보호자가 대신 권리를 행사할 수 있는가? 라는 것이었다.

21살의 카렌 퀸란은 1975년 4월 15일 의식을 잃고 쓰러졌는데 광범위한 검사에도 불구하고 정확한 원인을 찾을 수 없었다. 카렌은 스스로 숨을 쉬지 못했으므로 인공호흡기에 의지해야 했다. 그리고 수개월이 흘렀지만 그녀는 계속 무의식 상태로 남아 있었다. 전문가들은 그녀가 뇌기능을 회복할 가능성이 희박하다는 사실에 동의했지만 뇌사 판정을 내리지는 않았다. 따라서 그녀를 돌보는 의사들뿐 아니라 법정에서 증언한 의학 전문가들은 카렌에게서 인공호흡기를 제거하는 것이 일반적인 관례에서 벗어날 뿐 아니라 안락사에 해당된다는 결론에 도달했다.

당시에는 현대 의학이 이제 막 발달하면서 카렌과 같은 상태에 빠진 환자들을 살려내고 있었다. 하지만 '뇌사', '식물인간 상태', '판정 불가 상태'에 대한 정의가 여전히 확립되지 않은 상황이었다.

카렌의 부모는 처음에 딸이 회복할 수 있을 것이라고 믿고 의사에게 딸을 살릴 수만 있다면 모든 조치를 취해줄 것을 요청했다. 하지만 시간이 흘러도 카렌이 정신 기능을 회복할 수 없을 것처럼 보이자 퀸란 부부는 그들이 다니는 성당의 주임 사제에게 조언을 구했다. 신부는 주어진 상황이라면 카렌의 생명을 유지하는 장치들을 제거해도 로마 가톨릭교회의 교리에 어긋나지 않는다고 판단했다. 퀸란 부부는 병원에 인공호흡기를 포함해서 카렌을 살려두는 모든 외부적인 수단을 중단해달라고 요구했다. 그에 따른 결과에 대해서는 의사들과 병원에 어떤 책임도 묻지 않기로 했다. 하지만 카렌을 치료하는 의사뿐 아니라 병원에서는 인공호흡기 사용을 중단하는 것에 동의하지 않았다.

1975년에는 21살의 젊은 여성이 의식 불명의 상태에 빠질 것에 대비해서 부모나 의사에게 어떤 지시를 남겨놓는다는 것은 매우 희귀한 일이었을 것이다. 당시에는 법률가들이나 의학 전문가들도 대부분 사전의료계획에 대한 개념을 갖고 있지 않았으며 실제로 의학이나 법률에 종사하지 않는 사람들은 그런 문서를 작성할 수 있다는 것조차 생각하지 못했던 시절이었다.

어머니와 형제들과 친구들은 카렌이 평소에 가까운 친구들의 가족과 친척의 죽음을 보고 자신은 특별한 수단을 사용해서 생명을 유지하고 싶지 않다고 말한 적이 있다고 증언했다. 퀸란 부인은 법정에서 "카렌은 매우 활동적이었고.. .삶을 마음껏 누릴 수 없는 상태로는 어떤 식으로 살아 있는 것을 원하지 않았다." 는 증언을 했다.

이러한 증언들을 바탕으로, 아버지 퀸란 씨는 뉴저지 법정에 자신을 카렌의 개인적 권리를 대신하는 법적 후견인으로 지정해줄 것과 '누구보다 환자 본인을 생각해서 자연사가 진행되도록 허락해줄 것'을 청원했다.

하지만 하급법원은 퀸란 부부가 딸을 대신해서 주장하는 카렌의 개인적인 권리보다는 환자를 치료해야 하는 의료진의 의무와 생명권을 보호해야 하는 사법부의 의무가 더 우위에 있다고 판단했다. 따라서 법정은 부모가 심신불능의 딸을 대신해서 '죽을 권리'를 요구할 헌법상의 권리가 없다는 판결을 내렸다.

퀸란씨는 그러한 판결에 불복해서 뉴저지 대법원에 항소했다. 대법원은 하급법원의 판결을 뒤집고 퀸란 씨에게 딸에게서 인공호흡기를 제거하는 결정을 할 수 있는 권리를 부여했다. 헌법이 보장하는 개인의 권리에는 특정한 상황에서 의료 조치를 거부할 수 있는 권리도 포함된다는 것이었다. 그들은 만일 카렌이 직접 결정을 내릴 수 있다면 죽음을 초래하는 결과가 된다고 해도 인공호흡기의 사용을 중단하는 선택을 했을 것이라고 판단했다. 또한 카렌의 개인적 권리는 공공의 이익보다 우선하며, 따라서 그녀에게 죽을 권리를 보장해야 한다고 결론을 지었다.

퀸란 사건은 임종을 앞둔 환자에게 의료 조치를 거부할 권리가 헌법에 의해 보호되며 지정된 후견인이 심신 불능의 환자를 대신해서 의료적 결정을 할 수 있다는 것을 인정했다는 점에서 중요한 의미가 있었다. 그것은 당시 의료계에 만연했던 권위주의적 태도를 변화시키고 환자의 자기결정권을 보호하는 방향으로 한 발 다가서게 하는 계기가 되었다.

퀸란 사건은 또한 연명시술에 대한 선택이 환자의 생명을 연장하는 문제뿐 아니라 또한 환자가 삶의 질에 대해 평소에 생각했던 기준을 고려해서 결정할 수 있다는 것을 보여주었다.

카렌은 '품위와 존엄'을 지키며 죽을 수 있는 권리를 얻었고 1976년 3월 의료진은 그녀에게서 인공호흡기를 서서히 떼어냈다. 카렌은 인공호흡기를 제거한 후에도 스스로 호흡을 했으므로 부모는 인공적인 영양 공급을 계속하기로 했다. 카렌은 9개월을 더 살다가 31살이 되던 1985년 폐렴에 인한 호흡부전으로 사망했다.

바야흐로 의학의 발전이 복잡한 문제를 야기하고 있다는 것이 분명해지고 있었다. 환자가 스스로 생각하거나 움직일 수 없는 상태라고 해도 기본적인 생명 활동은 거의 무한정 유지할 수 있게 되었다. 그런 상태에서 연명시술을 받는 것에 대해 누가 어떤 근거에 의해 결정을 내릴 것인가? 퀸란 사건은 이러한 질문을 수면 위로 떠오르게 만든 최초의 중요한 사건이었다.

낸시 크루잔 사건

낸시 크루잔은 1983년 1월 11일 밤 미주리 주 재스퍼 카운티에서 자동차를 타고 가다가 사고를 냈다. 그녀는 차가 전복되면서 밖으로 튕겨져 나와 배수로 안에서 엎드려 누운 자세로 발견되었다. 호흡과 심장박동은 감지되지 않았다. 현장에서 응급구조요원들이 그녀의 기도에 튜브를 삽입해서 호흡을 돌아오게 했고 약물로 자극을 주자 심장이 다시 뛰기 시작했지만 의식이 돌아오지는 않았다. 그녀는 심각한 뇌손상을 입었으며 장시간의 산소 결핍으로 인해 돌이킬 수 없는 상태가 되었다. 뇌에 산소공급이 중단되면 6분 후에 영구적인 뇌손상을 입는데, 의사들은 낸시가 적어도 12분에서 14분까지 산소공급이 중단된 것으로 추정했다.

낸시는 혼수상태가 계속되었고 뇌기능이 개선될 기미는 보이지 않았다. 그녀는 스스로 호흡을 하고 있었지만 음식물을 삼키지는 못했으므로 급식 튜브로 영양과 수분을 섭취했다. 몇 주에 걸친 집중적인 치료에도 불구하고 상태는 나아지지 않았다. 그녀는 재활시설에서 집으로 옮겨져서 가족들과 상주 간호사의 보살핌을 받았다. 1983년 10월 19일에 낸시는 폐렴에 걸려 다시 마운트 버넌 병원에 입원했고 그 곳에서 영구적인 식물인간 상태가 되었다.

크루잔 부부는 딸의 공동 후견인이자 의사결정 대리인이 되었다. 낸시의 상태가 4년이 지나도록 개선되지 않자 1988년에 크루잔 부부는 딸에게 인위적으로 공급하는 영양과 수분을 중단할 수 있도록 허용해달라고 법원에 요청했다. 재판이 열렸고 법정은 의사들과 간호사들로부터 폭넓은 증언을 들은 후 낸시가 상위 인지 능력뿐 아니라 음식물을 삼키는 능력을 상실했으며 회복 불능의 상태라는 결론을 내렸다.

낸시의 집에서 일하던 가사 도우미는 낸시에게서 "나는 온전하게 정상적으로 살 수 없다면 인공적인 수단에 의해 생명을 유지하고 싶지 않다." 는 말을 들었다고 법정에서 증언했다. 법정은 낸시 부모의 의사결정 대리권을 부정하는 것은 법적으로 보호를 받는 개인의 의사결정권을 빼앗는 것이나 다름없다고 판단했고 병원에 낸시의 부모가 원하는 대로 낸시에게서 급식 튜브를 제거할 것을 명령했다. 그러나 이것은 전례가 없는 사례였으므로 법정에서 지정한 후견인이 항소를 했다.

그러자 미주리 주대법원은 다시 하급 법원의 판결을 뒤집고 헌법은 '죽을 권리'를 보호하지 않으며 낸시 크루잔이 식물인간 상태로 살아 있기를 원하지 않는다는 분명하고 확실한 증거가 없다고 판단했다. 더 나아가 부모가 딸을 대신해서 결정을 내릴 권리가 없다고 결정했다. 낸시의 부모는 이 판결에 불복해서 항소를 했고 1989년 연방 대법원에서 '죽을 권리'에 대한 첫 공판이 열렸다.

크루잔 사건의 판결은 앞서 연명시술을 거부할 권리가 법적 이해관계보다 우선한다고 했던 퀸란 사건의 판결을 뒤집는 것이었다. 둘째, 연명시술을 중단하는 결정을 할 때 개인의 삶의 질을 고려해야 한다는 의견에는 다수가 반대했다. 셋째, 가사도우미가 낸시 크루잔에게서 들었다는 말이 미주리 법에서 요구하는 '분명하고 확실한' 증거의 기준에 미치지 못한다고 판단했다.

하지만, 산드라 데이 오코너 대법관은 다수의 의견과 함께 하면서도 "오늘 연방 대법원의 판결은 모든 주에서 대리인의 결정에 효력을 부여한 것은 아니다."라는 단서를 달았다. 즉, 그 판결이 전국이 아닌 단지 미주리 주의 법에만 해당된다는 것을 분명히 한 것이다. 따라서 주마다 이 문제에 대해 다른 판결을 내릴 수 있다는 것을 의미했다.

산드라 오코너 대법관의 의견은 연방정부와 주정부가 사전 의료계획에 대한 법을 명시하고 시행하게끔 만드는 동기가 되었다. 1991년 미 의회에서 환자의 자기결정권 법안이 통과되었고 조지 H. W. 부쉬 대통령에 의해 법제화되었다. 뒤이어 모든 주에서 각각 자체적으로 법안을 만들었다.

연방대법원 판결이 나오고 나서 두 달 후 낸시의 부모는 미주리 주 법원에 딸의 직장동료들 몇 명의 새로운 증언을 들어달라고 요청했다. 낸시의 동료들은 그녀에게서 '식물처럼' 살고 싶지 않다는 말을 들었다고 증언했다. 판사는 그들의 증언이 낸시의 의도를 분명하고 확실하게 증거하는 것이라고 판단했고 낸시 부모의 요구에 따라 급식 튜브를 제거하라고 병원에 명령했다. 이 명령은 1990년 12월 14일에 이행되었고, 낸시 크루잔은 그로부터 12일 후에 33세의 나이로 세상을 떠났다. 연방대법원의 판결 이후 6개월, 그리고 사고를 당한지 거의 8년이 지났을 때였다.

테리 쉬아보 사건

또 다른 젊은 여성 테리 쉬아보의 사례는 죽을 권리와 개인적인 권리에 대한 논쟁을 불러일으켰다. 나중에는 이 사건에 대통령, 국회, 바티칸까지 나섰을 뿐 아니라 세계 도처의 시민단체들이 관여했다. 재판이 진행되는 동안, 미국 연방대법원은 여섯 차례에 걸쳐 판결을 내려달라는 요청을 받았지만 매번 개입을 거부했다.

테리 쉬아보는 1990년에 심장마비가 일어난 후 영구적인 식물인간 상태가 되었다. 1998년 뇌기능을 회복시키려는 시도가 계속 실패하자 테리의 남편 마이클은 후견인의 자격으로 '테리가 자연사로 죽을 수 있도록' 인공적인 급식을 중단해줄 것을 요구했다. 그는 테리에게서 회복 가능성이 없는 심신 불능의 상태로 살고 싶지 않다는 이야기를 들은 적이 있다고 증언했다. 하지만 테리의 부모는 딸이 영구적인 식물인간 상태에 있지 않으며 만일 그렇다고 해도 인공적인 생명 유지 장치를 제거하기를 바라지 않을 것이라고 주장하면서 반대했다.

플로리다의 법원에서 시작된 재판은 소송, 항소, 재소송으로 이어졌다. 2001년 처음으로 테리의 급식 튜브를 제거했지만, 부모가 항소를 하자 이틀 후 다시 영양을 공급했다. 하지만 항소가 기각되었으므로 2003년에 다시 튜브를 제거했다. 엿새 후에는 플로리다 의회와 주지사 젭 부쉬는 테리에게 급식 튜브를 다시 삽입할 것을 명령하는 '테리법'을 제정했다. 그러나 법원은 테리법이 헌법에 위배된다는 결정을 내렸고, 2005년 3월

18일 테리 쉬아보에게서 세 번째이자 마지막으로 급식튜브를 제거했다.

한편 언론의 취재 열기가 뜨겁게 달아오르기 시작했다. 쉬아보 사건은 24시간 내내 뉴스 보도와 토크쇼로 방송되었고, 전국의 가정마다 식탁 위에서 토론이 벌어졌다.

이틀 후 3월 20일 의회는 테리의 부모가 연방 법원에 테리에게 급식 튜브를 다시 삽입해달라는 청원을 할 수 있도록 허락하는 비상시 입법안을 통과시켰다. 텍사스에서 휴가를 즐기던 조지 W. 부시 대통령은 그 법안에 서명하기 위해 워싱턴으로 날아갔고, 테리의 부모는 곧바로 연방 지방법원에 급식 튜브의 재삽입을 허락해달라는 청원을 넣으나 기각되었다.

애틀랜타에서 열린 11차 연방순회항소법원은 연방지방법원의 판결을 확인했고, 다음날 연방대법원은 다시 한 번 그 사건의 심리를 거부했다. 따라서 더 이상의 항소는 진행되지 않았다. 테리 쉬아보는 2005년 3월 31일 남편 곁에서 사망했다. 부검 결과 그녀는 회복 불능의 광범위한 뇌손상을 입은 것으로 확인되었다.

처음부터 한 가지는 분명했다. 만일 테리 쉬아보가 사전의료의향서를 준비했다면 오랜 기간에 걸친 가족들의 갈등과 법적이고 정치적인 논쟁을 피할 수 있었을 것이다.

위에서 이야기한 사건들로부터 우리가 배워야 하는 교훈을 한마디로 요약한다면, 죽음은 '단지 노인들만의 문제가 아니라는 것'이다. 나는 사전의료의향서의 필요성을 이야기할 때마다 청중들의 회의적인 반응과 마주하곤 한다.

"왜 그런 것이 필요하죠? 저는 아직 건강해요."

"이것은 노인들을 위한 것이지 저에게는 해당이 안 되죠."

"이런 걸 준비해야 한다니 공연히 슬퍼지네요. 아직 생각하고 싶지 않아요."

노인들은 그 동안 살면서 많은 경험을 했기 때문에 젊은 이들보다 사전의료계획이 필요하다는 말에 좀 더 공감한다. 또한 그 양식을 작성하면서 보다 현명한 선택을 한다.

하지만 사람이 살다보면 언제 어떤 일이 일어날지 알 수 없다. 사전의료의향서는 나이와 관계없이 건강할 때 작성해둘 필요가 있다. 다만, 시간이 지나면서 가치관과 의료 환경이 달라질 수 있으므로 주기적으로 검토해보고 필요하면 다시 갱신해야 한다.

8

누가 결정할 것인가?

남편의 의사결정 대리인으로 지정된 아내의 선택

죽어가는 사람은 죽어야 한다. 졸리면 잠을 자야 하듯이, 때가 되면
죽음에 저항하는 것이 부질없을 뿐 아니라 잘못된 것이다.
— 스튜어트 얼솝(Stewart Alsop, 1914 – 1974, 정치 평론가)

데이브 에카르트는 고급 와인을 주로 취급하는 소규모 주류 판매점을 소유하고 있었다. 그는 딸 낸시에게 가업을 물려주기로 하고 가게에서 일을 가르쳤다. 그는 72세의 나이에도 매우 건강했고 일주일에 두세 번은 반드시 가게에 나갔다. 단골 고객들이 많았으므로 데이브에게는 그들과 이야기를 나누고 어울리는 것이 인생의 커다란 낙이었다. 데이브의 아내 엘렌 역시 사업을 하고 있었다. 부동산 중개업을 하고 있는 그녀는 70세의 나이에도 날렵한 몸을 유지했다. 그녀는 사무실을 관리하면서 직접 매물을 찾아보고 고객들에게 소개하기도 했지만 대

부분은 젊은 직원들에게 맡겨두었다. 엘렌은 오랜 경험과 수완으로 거래를 성사시키는 방법을 알고 있었다. 연방정부의 검사로 일하는 아들 프랭크는 결혼해서 워싱턴에 거주하면서 자주 찾아왔고, 데이브와 엘렌은 아들과 딸 내외가 부부끼리 오붓한 시간을 보낼 수 있도록 종종 손자들을 돌봐주곤 했다.

데이브는 어느 토요일 이른 아침에 이층 화장실에서 뇌졸중으로 쓰러졌다. 아래층에 있던 엘렌은 남편이 신음을 하며 바닥에 쿵하고 넘어지는 소리를 듣고 달려 올라갔다. 엘렌은 간신히 남편을 부축해서 침대로 옮겼다. 데이브는 머리가 깨질듯이 아팠고 말이 어눌해지고 왼쪽 팔다리에 마비가 왔다. 그는 겁을 먹었지만 의식이 있었고 몸 한쪽은 움직일 수 있었다. 엘렌은 곧바로 911에 신고를 했고 자녀들에게 연락을 하고 나서 응급구조대를 기다렸다.

8분 만에 응급구조대가 도착했다. 데이브의 상태에는 변화가 없었다. 응급구조원들이 그에게 정맥주사를 놓고 심장 모니터를 설치하고 혈당을 체크하면서 과거 병력에 대해 몇 가지 질문을 했다. 때로 저혈당은 뇌졸중과 증상이 비슷할 수 있는데, 그런 경우에는 포도당주사로 금방 회복될 수 있다. 하지만 데이브는 당뇨가 아니었고 혈당 수준은 정상이었다. 심장박동도 정상이었다. 응급구조원들이 들것을 가져와서 그를 병원으로 이송했다. 그들은 응급실 간호사와 의사에게 뇌졸중이 의심되는 환자를 데려가는 중이라고 알렸다.

　뇌졸중이란 뇌의 일부가 적절한 혈액 공급을 받지 못하고 있는 상태를 의미하는 일반적인 용어다. 따라서 뇌졸중이 일어난 부위가 책임지고 있는 신경계통 브분을 통제할 수 없게 된다. 예를 들어, 뇌졸중이 언어 중추에서 일어나면 언어 능력을 상실하고, 다리의 움직임을 조절하는 부위에서 일어나면 다리가 마비된다.

　뇌에 혈액이 공급되지 않는 이유는 몇 가지가 있을 수 있다. 가장 흔한 경우는 죽상경화증으로 혈관에 콜레스테롤이 축적되면서 통로가 점점 좁아지다가 혈류의 흐름을 완전히 막아버리는 것이다. 뇌졸중은 또한 뇌출혈이 원인이 될 수 있다. 혈관이 터지면 출혈이 일어나면서 혈액의 흐름이 중단될 뿐 아니라 근처 혈관들까지 압력을 받는다. 아니면 심장과 같은 다른 부위에서 약간의 혈전이나 조직이 떨어져 나와 혈관을 타고 돌아다니다가 통로가 좁아지는 곳에 걸려서 혈류의 흐름을 막을 수 있다. 이것을 색전이라고 한다. 뇌종양 초기에도 종양 덩어리가 뇌의 혈관을 눌러서 혈류가 흐르지 못하면 뇌졸중과 같은 증상이 나타난다.

　이런 이유들로 인해 뇌졸중이 발생한 환자는 응급실 의사에게는 다 똑같이 보일 수 있다. 환자마다 정도의 차이가 있고 응급실에서 하는 검사로 한두 가지 원인이 드러날 수 있지만,

무슨 일이 일어나고 있는지 가장 정확하게 알 수 있는 방법은 CT를 찍어보는 것이다. CT 스캔을 보면 혈관이 막힌 것인지 아니면 출혈이나 종양이 있는지를 알 수 있는데, 각각의 경우 그 치료법이 전혀 다르기 때문에 신속하고 정확하게 진단을 내리는 것이 매우 중요하다. 예를 들어, 혈전으로 혈관이 막히면 혈전을 분해하는 약물로 치료할 수 있다. 하지만 피를 응고시켜서 출혈을 멈추어야 하는 환자에게 그 약물을 투여한다면 재앙이 될 것이다.

데이브가 응급실에 실려 갔을 때 응급대원들의 연락을 받은 의료진이 대기하고 있었다. 피를 뽑아 가고, 정맥주사를 꽂고, 신경과 전문의가 불려왔다. 만일 데이브의 뇌졸중이 혈전에 의한 것이라면(가장 흔한 경우) 신경과 전문의의 진단을 받아야 했다.

데이브의 상태는 응급실에 실려온 후 급격하게 악화되고 있었다. 그는 의식 수준이 계속 감소하면서 혼수상태로 빠져들었다. 응급실 의사는 그가 호흡을 계속할 수 있도록 기도를 확보해서 튜브를 삽입했다. 그리고 엘렌은 간호사와 함께 그를 CT 스캔실로 데려갔다. 10여 분 후에 CT 스캔이 나왔다. 당직 방사선사는 필름을 자세히 볼 필요도 없었다. 그는 응급실 의사에게 곧바로 연락을 취했다. "에카르트 씨는 두개 내 출혈로 인해 뇌 탈출이 일어나고 있습니다."

출혈이 너무 심각해서 뇌 전체를 압박하고 있다는 의미였다. 데이브의 뇌는 정상적인 경계선을 넘어 척수관 아래로 밀려나가고 있었다. 응급실 의사는 즉시 대기 중인 신경외과의사뿐 아니라 데이브의 주치의에게 알렸다. 또한 데이브의 가족들을 따로 불러서 상황 설명을 했다. 그들이 막 이야기를 시작하려는데 데이브가 위독한 상태라는 전갈이 왔으므로 의사는 다시 황급히 달려 나갔다.

데이브는 발작을 일으키더니 제뇌경직이라고 부르는 증상을 보이기 시작했다. 제뇌경직이란 팔다리를 길게 뻗고 등과 머리를 구부리고 발가락을 오므리는 자세가 되는 것이다. 그것은 회복불능의 심각한 뇌손상을 보여주는 아주 불길한 신호였다. 데이브가 집 화장실에서 쓰러진지 한 시간밖에 지나지 않았을 때였다.

신경외과의사가 도착했다. 그는 이미 CT 스캔을 살펴보고 오는 길이었다. 그와 응급실 의사는 가족들과 만나 데이브의 상태를 설명했다.

"에카르트 씨는 머리에 대규모 출혈이 일어났습니다. 뇌 깊숙한 곳에서 출혈이 일어났고 직접 브상을 당하지 않은 부분까지 엄청난 압력을 받아서 역시 손상되고 있습니다. 뇌에 산소가 부족하면 몇 분 만에도 회복이 불가능한 뇌손상이 일어날 수 있습니다."

"수술을 해서 출혈을 멈출 수 없을까요?" 엘렌이 물었다.

"물론 당장이라도 수술은 할 수 있지만 힘든 수술이 될 것이고, 남편 분이 살아나실 가능성은 희박합니다. 수술이 성공적이라고 해도 환자는 건강을 회복하지 못할 것입니다. 몇 시간이나 며칠 더 살려둘 수는 있을지 모릅니다. 다른 면으로는 건강하기 때문에 일주일 정도 살 수도 있을 겁니다. 지금 숨을 쉬고 있는 것은 인공호흡기가 대신하고 있는 것입니다. 심장은 건강하지만 뇌는 죽었습니다. 안타깝지만 더 이상 우리가 할 수 있는 것은 없군요. 가족들끼리 이 상황에 대해 의논하는 시간을 갖는 것이 좋겠습니다."

가족들은 그 상황을 받아들이려고 애썼다. 그들은 충격에 휩싸였다. 데이브는 한 시간 전만 해도 하루를 바쁘게 보낼 준비를 하고 있었다. 하지만 이제 그는 응급실의 간이침대 위에 죽은 듯이 누워있었다. 그의 몸은 살아 있었지만 의식은 사라지고 없었다.

가족들은 그와 함께 있기 위해 응급실로 갔다. 그들은 데이브의 몸이 작동하지 않는 것을 직접 눈으로 확인할 수 있었다. 인공호흡기가 그의 폐로 공기를 들여보냈다 내보냈다 하고 있었다. 그들은 데이브의 손을 잡고 말없이 사랑과 애정을 전달했다. 그들은 응급실 환자와 간호사에게 이제 어떻게 해야 하느냐고 물었다. 데이브는 응급실에 2-3시간 더 있다가 입원실이 준비가 되면 가족이 함께 있을 수 있으므르 그 동안 가족들이 원하는 것은 무엇인지, 그리고 데이브가 무엇을 원한다고 생각하는지에 대해 상의하라고 했다. 엘렌은 몇 년 전 데이브와 함께 사전의료의향서를 작성해서 집에 있는 파일 캐비넷에 보관해둔 것을 기억하고 데이브에게 집에 가서 그 서류를 가져 오라고 했다.

엘렌은 데이브에게서 한국전에 참전했던 이야기를 들은 적이 있었다. 그는 전장에서 수많은 죽음을 보았다. 그리고 심각한 머리 부상을 당한 사람들, 움직이고 생각하는 능력을 상실한 사람들을 보았다. 데이브는 그런 사람들에 대해 이야기하면서 자신이 그렇게 된다면 가족들에게 짐이 되어 살고 싶지 않다고 말했다. 그는 자립심과 자존심이 강한 사람이었다.

프랭크가 돌아왔고 그들은 함께 데이브의 사전의료의향서를 읽었다. 거기에는 만일 회복이 불가능하거나 의식을 회복하지 못한다면 계속 살아있고 싶지 않다고 쓰여 있었다. 고통을 줄여주기를 원하지만 자연의 순리를 따를 것이며 인공적인 수단으로 무한정 생존하는 것을 원하지 않는다고 했다. 그는 아내를 자신의 의사결정 대리인으로 지정했다.

가족들은 데이브의 상태와 지금 그가 무엇을 원할 것인지에 대해 이야기했다. 그들은 응급실 의사를 다시 불러서 질문했다. 만일 데이브가 입원해서 계속 인공호흡기를 사용한다면 어떤 일이 일어나겠는가?

"우리는 추정을 할 수밖에 없습니다만 몇 주일이나 몇 달, 아마 몇 년까지도 살 수 있을지 모릅니다. 그 동안 튜브를 통해 영양을 공급하고 위생을 철저히 하는 등, 계속적인 보살핌이 요구됩니다. 하지만 의식을 회복할 수는 없을 겁니다. 의사소통을 할 수 없는 것은 물론이고 주변 상황을 인식하지 못할 것입니다." 의사가 말했다.

만일 인공호흡기와 튜브를 제거한다면 어떻게 될 것인가?

"아마 몇 분 또는 몇 시간 안에 호흡을 멈출 것 같습니다. 하지만 가끔 더 오래 버티는 환자가 있으므로 확실하게 말할 수는 없습니다."

오랫동안 혼수상태에 있다가 깨어나는 사람들이 있지 않은가?

"몇 건의 기록된 사례들이 있지만, 그렇다고 해도 회복은 제한적입니다. 드물게 환자가 의식을 회복한 경우도 좀 더 젊은 나이에 다른 형태의 뇌손상을 입은 사람들이었습니다. 에카르트씨처럼 고령에 뇌출혈이 일어나서 거의 모든 뇌세포가 크게 손상되거나 죽어버린 경우는 아니었습니다."

데이브의 사전의료의향서에는 또한 장기기능을 하겠다는 의사가 적혀 있었다. 그는 한 친구의 자녀가 신장이식을 받고 건강을 되찾은 것을 보며 크게 감동을 받은 적이 있었다. 가족들은 데이브의 바람을 존중하기로 했고 기증단체에 연락을 취했다. 기증단체의 상담사가 병원으로 와서 가족들을 만났다. 질문과 답이 오고갔다.

장기기증을 하기에는 데이브의 나이가 너무 많지 않은가?

"아닙니다. 나이는 상관이 없습니다. 현재 장기와 몸이 온전한 상태이고 이식을 하기 전에 모든 것을 자세히 검사할 겁니다."

비용을 내야 하는가?

"가족이 부담해야 하는 비용은 없습니다."

데이브의 장기가 어떻게 사용될지 알 수 있을까?

"알려드리기는 하지만 단지 대략적인 정보만 제공할 것입니다. 나중에, 만일 장기 수혜자가 동의하면 연락처를 주고받을 수 있습니다."

장기는 언제 수거할 것인가?

"데이브가 사망하면 곧바로 팀이 들어와서 장기를 수습해 갈 것입니다."

가족들은 친지들에게 데이브의 임종이 가까웠다는 것을 알렸다. 그의 손자들과 친구들 그리고 목사가 병원으로 찾아왔다. 그들은 사랑하는 사람에게 갑자기 닥친 불운을 슬퍼했지만 또한 그와 함께 했던 날들을 추억하면서 서로를 위로했다. 가족들은 데이브를 병실에 혼자 두지 않고 계속 그의 옆을 지켰다. 몇 시간이 지났고 마지막으로 중요한 질문이 남았다. 데이브는 이제 어떻게 해주기를 원할 것인가?

　　마침내 엘렌이 결정을 내렸다. "남편과 저는 그 동안 행복하게 살았습니다. 우리는 살면서 원하는 것을 모두 가질 수 있었어요. 가족, 일, 여행, 함께 보낸 시간들... 우리는 오래 전에 서로가 원하는 것을 존중해주기로 약속했습니다. 이제 남편이 떠날 때가 된 것 같습니다. 우리는 그가 무엇을 원하는지 알고 있어요. 우리에게 직접 말한 적도 있었고 글로 남기기도 했으니까요. 그는 지금과 같은 상태로 계속 생명을 유지하는 것은 원하지 않을 것입니다. 우리가 그를 알고 있는 것처럼 훌륭한 아버지, 친구, 이웃으로 자신을 기억해주기를 바랄 겁니다. 이제 모두들 그에게 작별인사를 합시다. 그리고 응급실 의사를 불러서 그에게서 튜브를 제거해달라고 하고 그가 마지막 순간까지 편안하게 있다가 떠날 수 있도록 하십시다."

　　몇 시간 후 데이브는 사망했다. 기증센터에서 그의 장기를 거두어갔고 그가 남긴 선물로 3명의 환자들이 새로운 삶을 살게 되었다.

　　2008년, 나는 메릴랜드 주에서 장기기증 절차를 단순화하는 법안을 상정했다. 그 법안을 구상하면서 장기기증을 받은 사람들과 장기를 기증한 사람들, 그리고 그들의 가족들을 만날

수 있었다. 어떤 사람들은 법안 공청회에 참석해서 감사의 눈물을 흘렸다. 나는 그들의 이야기를 들으며 깊은 감동을 받았다. 현대 의학으로 가능해진 장기기증은 기증자의 가족들과 수혜자들 모두에게 힘든 시간을 견디고 일어서게 하는 힘이 되고 있다.

한 친구는 19살이 된 아들을 갑작스러운 비극적 사고로 잃었다. 장례식에서 사람들이 그녀의 아들을 그리워하며 지난날을 회고했다. 마지막으로 그녀가 쫄막하게 다음과 같이 말했다. "우리 아들은 16살 때 운전면허를 받고 나서 주저 없이 자신을 장기 기증자로 등록했습니다. 오늘 나는 두 사람이 각막 이식으로 시력을 찾았고 50명이 넘는 사람들이 우리 아들이 기증한 피부, 뼈, 힘줄로 도움을 받았다는 편지를 받았습니다. 그의 심장, 폐, 췌장, 간, 신장으로 생명을 구한 사람들도 있습니다. 그는 이 세상을 떠났습니다. 하지만 그의 기억은 계속 우리와 함께 살아 있을 것입니다. 그가 남긴 선물로 다른 사람들이 새로운 삶을 살게 되었다고 생각하니 제게 큰 위안이 되는군요."

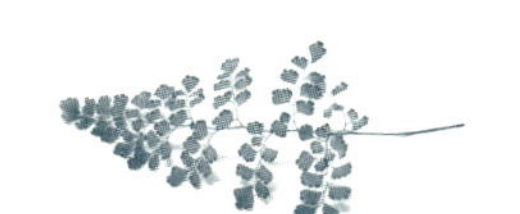

9
의사결정 대리인은 누구로 할 것인가?

사전의료의향서 작성 요령 iii

신뢰받는 것은 사랑받는 것보다 더 큰 영광이다.
— 조지 맥도널드(George Macdonald, 1824-1905, 시인)

사전의료계획에서 중요한 부분 중에 하나는 우리가 의식이 없거나 의사 전달이 불가능한 상황이 될 경우에 우리를 대신해서 의료 조치에 관한 결정을 해줄 사람을 지정하는 것이다. 물론 우리가 잘 알고 있고 신뢰할 수 있는 사람을 의사결정 대리인으로 선택해야 한다. 가능하면, 의사결정 대리인이 될 사람과 사전에 상의하는 것이 좋다. 그는 어떤 결정을 할 때 우리가 작성한 사전의료의향서를 지침으로 사용할 것이다.

만일 의사결정 대리인을 지정하지 않았을 경우에는 어떻게 되는가? 그러면 법정 대리인에게 권리가 돌아가는데 보통 그 우선 순위는 법정 후견인, 배우자, 성인 자녀, 부모, 성인 형제,

가까운 친구나 친척이 된다. 하지만 의사결정 대리인을 지정했어도 문제가 생기는 경우가 종종 있다. 예를 들어, 성인 자녀들 부모 대신 의료 결정을 하는 것에 대해 서로 의견이 맞지 않을 수 있다.

실제로 사전의료의향서 만으로 모든 의료적 문제를 판단하기 어려운 상황들이 종종 일어난다. 예를 들어, 폐렴에 걸리면 항생제로 치료할 것인가? 정신 상태의 변화를 평가하기 위해 MRI 검사를 할 것인가? 환자를 퇴원시켜서 장기요양 시설로 보낼 때가 되지 않았는가? 이 밖에도 의료 관련 결정이 쉽지 않은 문제들이 다양하게 일어나는 만큼 의사결정 대리인을 지정하는 것은 신중하게 생각해야 한다. 그러면 누구를 선택해야 할까?

대부분의 사람들은 배우자나 성인이 된 가족을 선택한다. 하지만 의사결정 대리인은 반드시 가족이 아니어도 된다. 가까운 친구나 다른 조언자를 선택할 수 있다. 또한 첫 번째 대리인이 어떤 이유로 결정을 할 수 없는 경우에 대비해서 예비 대리인을 한두 명 더 정해놓을 수 있다. 사전의료의향서에 의사결정 대리인과 함께 예비 대리인의 이름과 연락처를 적어두면 된다. 반대로 특별히 결정에 참여하지 않았으면 좋겠다고 생각하는 사람이 있다면 역시 그 사람이 누구인지 명시해둘 수 있다.

무엇보다 의사결정 대리인은 자발적으로 자신이 맡은 역할을 수행하려는 의지가 있어야 하며, 또한 우리의 생각과 가치관을 잘 알고 우리를 위해 최대한 유리한 방향으로 결정을 내려줄 수 있는 사람이어야 한다.

의사결정 대리인에게는 추가의 권한을 줄 수 있다. 예를 들어, 구급차에 환자와 함께 타고 간다거나 의료기록과 다른 개인적 건강 정보를 검토할 수 있도록 허락할 수 있다. 또한 중요한 대리인이 결정을 하기 전에는 특정한 사람들과 상의할 것을 요구할 수 있다.

하지만 의사결정 대리인에게 경제적인 문제를 처리하는 권한이 있는 것은 아니다. 별도로 의사결정 대리인에게 그러한 권리를 주겠다는 의사를 표시할 수는 있지만, 일반적으로 사전의료의향서의 내용에는 포함되지 않는다. 의사결정 대리인에게는 의료비를 부담할 책임이 없다. 환자의 의료비를 지불할 책임을 지게 될 것이라고 생각해서 의사결정 대리인의 역할을 거부할 이유는 없다.

의사결정 대리인은 언제 환자를 대신해서 결정을 내릴 것인가? 이 내용도 사전의료의향서에 포함시킬 수 있다. 보통 위임의 효력이 발효되는 것은 두 가지 경우다. 첫째, 환자가 스스로 의료 조치에 관한 결정을 내릴 수 없다고 의사가 판단할 때 의사결정 대리인이 결정을 대신하게 된다. 둘째, 정상적인 분별력을 갖고 있는 환자가 의사결정 대리인에게 권한을 위임할 필요가 있을 때가 있다. 예를 들어, 만일 회복이 오래 걸리는 대수술을 앞두고 대리인에게 미리 의사결정권을 위임할 수 있다. 이럴 경우 환자가 회복 중이지만 심신이 미약한 상태이므로 대리인이 필요할 수 있다.

또한 부검, 시신 기증, 유해 처리 방식에 대해 결정하는 권한을 대리인에게 줄 수 있다. 이런 결정들은 특수한 상황에서 매우 중요한 문제가 될 수도 있다.

앞장에서 이야기한 데이브 에카르트의 사례에서는 의사결정 대리인으로 지명된 그의 아내 엘렌이 어려운 결정을 대신했다. 엘렌은 다른 가족들과 상의를 했지만 최종 결정은 직접 내려야 했다. 장기기증에 대해서도 가족들은 데이브의 결정을 탐탁지 않게 생각했지만 엘렌은 데이브가 바라는 대로 따르기로 했다. 만일 데이브가 아내를 의사결정 대리인으로 지정해두지 않았다면 여러 가지로 문제가 복잡해졌을 것이다.

환자가 의료적인 문제에 대해 아무런 지시를 남기지 않고 의식을 잃게 되면 가족들 사이에 종종 논쟁이 일어나고 때로 눈물과 호통이 오고가면서 오래도록 지워지지 않는 감정적 상처가 남는다. 의사결정 대리인을 지정해놓으면 가족들이 어려운 합의를 이끌어내야 하는 무거운 짐에서 자유로워질 수 있다.

10

완화의료와 호스피스

진리를 사랑하는 자들이여 일어나라!
하늘을 향해 가자.
우리는 이 세상을 충분히 보았고,
이제 또 다른 세상을 만날 시간이 되었다.
— 루미(Rumi, 1207-1273, 이슬람의 신비주의 시인)

연명시술에 대해 이야기하다보면 항상 자연스럽게 완화의료와 호스피스에 대한 화제로 흘러가곤 한다. 때로 완화의료와 호스피스를 서로 이름을 바꿔서 사용하기도 하는데, 사실은 분명한 차이가 있다. 두 용어를 혼동하는 이유는 환자들이 호스피스와 완화의료를 함께 받기 때문이다.

완화의료

미국의 사전완화의료센터에서는 완화의료를 다음과 같이

정의하고 있다.

> 완화의료는 중환자들과 그 가족들의 전반적인 삶의 질을 개선하는 것에 초점을 맞춘 전문 분야로, 긴밀한 의사소통, 통증과 증상의 관리, 상호협조적인 치료에 중점을 둔다. 완화의료는 주치의를 포함하는 전문가들로 구성된 팀이 제공한다. 중환자의 경우 어느 시점이 되면 완화의료를 받는 것이 적절하며 치유를 목적으로 하는 치료와 함께 받을 수 있다.

완화의료가 효율적으로 운영되기 위해서는 중환자에게 치료와 회복에 초점을 맞추는 의료진 외에도 증상, 통증, 그리고 삶의 질에 초점을 맞춘 또 다른 팀이 필요하다. 얼마 전까지만 해도 완화의료는 보통 환자가 회생이 불가능하거나 더 이상 치료할 수 있는 방법이 없을 때 요청하는 것이었다. 그래서 완화의료를 시작하는 것을 종종 환자를 '포기'하는 것처럼 생각했다. 실제로 나는 언젠가 한 동료가 심장병 말기 환자에 대해 말한 것을 기억한다. "이 환자는 더 이상 우리가 할 수 있는 것이 없으니 완화의료나 호스피스로 넘깁시다."

하지만 이제는 나를 포함해서 많은 의료인들이 완화의료를 모든 치료에 통상적으로 포함시키는 것으로 생각하고 있다. 종종 완화의료는 생명이 끝나가는 환자에게 사용되지만 때로는 다발성경화증처럼 만성적인 질병을 치료할 때 사용되기도 한다.

완화의료라고 부르지는 않지만 의사가 환자의 증상과 삶의 질에 관심을 갖는 것은 실제로 환자의 회복에 큰 도움이 될 수 있다. 나는 응급실에서 팔이 부러진 환자를 치료할 때 팔에 깁스를 한 후에 일상생활을 수월하게 하기 위한 요령을 알려준다. 그런 조언이 뼈가 다시 자리를 잡는 속도에 직접적으로 영향을 주는 것은 아니지만 환자가 몸과 마음을 편안하게 하면 전반적인 건강과 회복에 긍정적인 효과를 미친다.

전문적인 완화의료는 중환자들에게 예상을 뛰어넘는 효과가 나타나기 시작하고 있다. 뉴잉글랜드 의학저널 2010년 8월호에 '전이성 비소세포폐암 환자를 위한 초기 완화의료'라는 제목의 논문이 실렸다. '전이성'이란 암이 전신에 퍼진 것을 의미하며 '비소세포'는 치명적인 악성 종양이다. 그 연구에서 환자를 치료하기 시작할 때부터 완화의료를 함께 도입한 결과 놀라운 효과가 나타났다.

> 치료 초반에 실시한 완화의료는 환자의 삶의 질과 기분에 중요한 개선을 가져왔다. 말기 환자의 경우 초기에 완화의료를 받으면 공격적인 치료를 하지 않아도 될 뿐 아니라 더 오래 생존했다... 더 나아가서, 적절한 시점에서 완화의료를 시작한다면 불

필요하고 부담스러운 개인적이고 사회적인 비용을 줄이는 효과
를 볼 수 있다.

다시 말하자면, 완화의료를 받은 환자들은 더 오래 생존했
고(평균 2.7개월 더 오래 살았다) 덜 우울하고 좀 더 행복했으며,
모두에게 경제적인 도움을 주었다. 나에게는 상당히 바람직하
게 들린다.

엄밀하게 과학적 관점에서 본다면, 위에서 인용한 연구 결
과는 완화의료를 받은 환자들이 더 오래 사는 이유에 대해 단
지 추측을 하고 있을 뿐이다. 하지만 나는 우리의 몸과 마음이
어떤 식으로든 서로 연결되어 있기 때문에 그런 결과가 나타나
는 것이 충분히 가능하다고 생각한다. 어떤 식으로 연결되어 있
는지는 분명히 알 수 없지만 아마 통증을 덜 느끼면 우리 몸의
면역체계가 암과 좀 더 잘 싸워 이기는 힘이 생기는 것 같다. 또
는 심장, 폐, 간, 신장과 같은 장기들이 완전히 작동을 멈추기 전
까지는 다른 증상이나 스트레스가 완화되면 좀 더 효과적으로
기능할 수 있을 것이다. 아니면 몸과 마음이 편안하면 좀 더 잘
먹을 수 있기 때문에 영양 섭취를 잘 해서 더 오래 생존하는 것
일 수도 있다.

이유가 무엇이든 간에, 그 연구 결과가 함축하는 의미는 분
명하다. 완화의료는 '모든 치료 방법을 다 시도했지만 더 이상

가망이 없는 환자'에게만 사용하는 마지막 수단이 아니다. 그보다는 단기적 또는 장기적으로 통증에 시달리는 환자들에게 치료 초기에서부터 통상적으로 함께 시행해야 한다.

현대의학은 환자를 치료할 뿐 아니라 고통을 덜어줌으로써 삶의 질을 높여주는 역할을 할 수 있다. 우리는 그 두 가지가 기본적으로 더 오래 더 건강한 삶을 살도록 하는 역할에서 서로 분리되어 있지 않다는 것을 알고 있다.

진통제: 마약류, 안정제, 의료용 대마초

중증의 말기 환자들을 치료하기 위해 다양한 약물들이 사용되고 있다. 때로는 견디기 힘든 치료나 부작용의 고통을 덜어주기 위해 사용되기도 하고, 때로는 죽음에 이르는 과정에서 경험할 수 있는 불편함을 완화시키기 위해 사용된다. 하지만 환자와 그 가족들은 이런 약물을 사용하는 것에 대해 걱정하고 중독, 의존성, 부작용, 남용을 두려워할 수 있다. 따라서 진통제로 사용되는 약물에 대한 우려가 얼마나 합리적인지에 대해 하나씩 짚어보기로 하겠다.

마약류

아편이라고도 알려져 있는 마약은 통증을 매우 효과적으

로 완화시켜주는 약물이다. 일반적으로 사용되는 종류로는 코데인, 모르핀, 펜타닐, 하이드로모르폰(딜리드), 옥시코돈(옥시콘틴)이 있다. 문제는 이러한 약물들이 남용될 수 있다는 것이다. 특히, 헤로인은 통증을 완화시켜줄 뿐 아니라 매우 유혹적인 '황홀감'을 제공한다. 하지만 진통제로 승인된 마약류는 통증 완화에 적절하게 사용하면 중독 가능성을 제어할 수 있다. 그리고 일단 통증이 가라앉기 시작하면 의사의 처방에 따라 복용량을 줄이게 된다. 아편류 역시 거의 모든 약물과 마찬가지로 부작용이 있을 수 있으며 가장 공통적인 부작용은 변비와 졸음이다. 이러한 부작용 역시 적절한 복용으로 다스릴 수 있다.

아편류는 의사의 처방에 따라 경구 투여, 피부에 붙이는 패치, 또는 주사의 형태로 투여할 수 있고 환자가 원하는 방법을 선택할 수 있다. 집이나 병원, 요양원, 호스피스 등 어디에서나 안전하게 사용한다면 통증 완화에 큰 도움이 된다.

내가 만났던 한 환자는 거의 끊임없이 통증에 시달리면서도 마약류의 사용을 완강하게 거부했다. 그는 통증으로 인해 우울증이 생기자 마침내 항복하고 모르핀을 복용하기 시작했다. 그 즉시 그는 통증에서 해방되었고 숙면을 취하기 시작했다. 그러자 기분이 가벼워지고 사고력도 향상되면서 훨씬 더 활기차게 생활할 수 있었다. 나중에 그는 나에게 통증 완화의료를 좀 더 빨리 받을 걸 그랬다고 말했다.

때로 사람들은 통증 완화를 위한 마약류 복용을 마치 삶을 포기하는 것처럼 생각한다. 하지만, 무엇보다, 회복 불가능한 환자의 생명이 끝나가고 있다면 마약을 사용해서 손해 볼 일은 없다. 살날이 몇 달 남지 않았다면 굳이 중독을 걱정해서 고통을 참을 필요가 있겠는가?

안정제와 대체의학

의사가 처방하는 진정제와 안정제 역시 중환자들이 공통적으로 겪는 불안, 수면 장애, 기분장애 증상에 도움이 될 수 있으며, 안전하게 사용하면 실보다 득이 훨씬 많다.

또한 약물을 사용하지 않고 침술, 기도, 명상, 마사지, 음악치료, 미술치료와 같이 통증과 불안을 효과적으로 관리하는 방법들이 있다. 나는 환자를 위해 이러한 대체의학을 표준의학과 똑같이 고려할 수 있어야 한다고 생각한다. 대체의학은 그 원리가 분명하게 밝혀지지 않았다고 해도 종종 약물 치료와 병행하면 상호보완적인 효과를 볼 수 있다. 따라서 환자들이 자신에게 가장 적합한 치료 방법을 찾을 수 있는 기회를 제공해야 한다.

가장 바람직한 상황은 중환자들의 경우, 의사, 간호사, 약사 등 전문가들로 구성된 팀이 환자가 겪는 모든 통증과 불안 상태를 안전하게 관리하는 것이다.

의료용 대마초

미국에서는 14개 주에서 의료용 대마초를 사용하고 있으며, 다른 주에서도 사용을 검토 중에 있다. 대마초는 불법이라는 사실 때문에 의약품으로 개발하기 위한 연구가 활발하게 진행되지 못하고 있다. 그래서 약간의 배경 설명이 필요할 것 같다. 많은 의약품은 식물에서 추출한다. 위에서 말한 아편류 외에도 디지털리스, 페니실린, 아스피린, 퀴닌처럼 주성분이 식물성인 약물들이 많이 있다. 이러한 맥락에서 보자면 대마초는 다른 의약품들과 마찬가지로 취급되어야 한다. 대마초 역시 효용 가치와 부작용에 따라 사용하거나 중단하면 되는 것이다.

사실 대마초는 약물이 가진 위험 요소에 비해 과다한 공포의 대상이 되어왔다. 나는 지금까지 많은 자료를 읽어본 바로는 대마초가 그 나름의 방식으로 환자에게 도움을 줄 수 있다고 확신한다. 위험 요소가 있는 것은 사실이지만 그것은 다른 약들도 마찬가지다.

효과적인 의약품의 경우에 문제가 되는 것은 약물 자체가 아니라 그 약을 사용하는 전후배경에 있다. 예를 들어, 어떤 사람이 옥시콘틴 30정을 갖고 있다고 하자. 만일 중독자들에게 판매하려는 의도로 불법적으로 또는 은밀하게 입수한 것이라면 그 약을 사용하는 것은 부적절하다. 하지만 말기 암으로 심한 통증에 시달리는 환자가 그 약을 소지하고 사용하는 것은 전적으로 적절하다.

미국 연방정부는 마약단속반을 통해 남용의 우려가 있는 의약품들을 5등급으로 나누어 관리하고 있다. 1등급은 가장 위험한 약물로 피해가 심각하고 어떤 도움도 되지 않는 종류로, 헤로인, LSD, 대마초가 포함된다. 2등급 약물은 중요한 위험 요인이 있지만 또한 어떤 면으로는 쓸모가 있다. 이 범주에 속하는 약물에는 강한 마약류, 암페타민, 그리고 코카인(수술에서 출혈을 멈추고 통증을 줄이기 위해 사용된다)이 포함된다. 3등급에는 하이드로코돈/아세토메노펜(로르탭)과 파라세타몰/아세타미노펜(타이레놀 #3)과 같은 약한 마약류, 그리고 아나볼릭(근육 강화용) 스테로이드처럼 합법적인 의약품들이 포함된다. 또한, 대마초의 주요 활성성분으로 알려진 테트라히드로카바니놀 THC의 경구용인 드로나비놀(마리놀)도 3등급에 속한다. 4등급에는 디아제팜(발륨)처럼 가장 일반적으로 사용되는 안정제와 수면제가 포함된다. 5등급은 감기 시럽에 포함되는 가장 약한 마약류가 해당된다.

대마초는 정말 헤로인과 LSD와 같은 범주에 넣어야 하는 것일까? 대마초가 안전한 약물이라고 말할 수는 없지만 같은 등급에 포함된 다른 약물들처럼 위험하지 않다는 의견에 아마도 많은 사람들이 동의할 것이다. 나는 개인적으로 대마초를 1등급에서 2등급으로 바꿔야 한다고 생각한다. 대마초에 적절한 등급이 매겨진다면, 제약회사들이 시장에 들어가서 의사들이 처방하고 약사들이 조제할 수 있는 표준화된 의약품으로 만들어낼 것이다. 여론 조사에 의하면, 미국인의 80퍼센트 이상이 통제 하에서 의약용 대마초를 사용하는 것에 찬성하고 있다. 아마도 중환자 치료에 도움이 될 수 있는 약물을 요구하는 국민의 권리를 보호하는 쪽으로 움직임이 진행될 것이다.

얼마 전 데비라는 여성이 아나폴리스에서 열린 메릴랜드 주의회의 법안 공청회에서 증언을 했다. 세 자녀를 둔 55세의 여성 화학자인 데비는 만성 골수성 백혈병에 걸려 4년 전 존스 홉킨스 병원에서 골수이식을 받았다. 그녀는 60일 동안 격리 치료를 받고 하루에 17가지나 되는 약들을 복용하면서 점점 더 쇠약해졌다. 골수이식을 하면 부작용으로 인해 급격하게 상태가 악화될 수 있다. 의사들은 이처럼 암을 치료하는 과정에서 환자가 치료의 부작용 때문에 죽음에 이르는 상황을 '하수구로 빨려 내려간다'고 표현한다.

데비는 구역질을 진정시키고 식욕을 증진하기 위한 모든 조치에 불구하고 음식을 거의 먹지 못하고 점점 피골이 상접해졌다. 최후 수단으로 누군가 대마초를 사용하는 방법을 제안했다. 홉킨스의 암전문의는 어깨를 으쓱하며 말했다.

"내 입장에서 그 방법을 공식적으로 추천할 수는 없지만
여러분이 하겠다면 말리지 않겠습니다."

그리고 어찌어찌해서 대마초가 우리 수중에 들어왔다. 누
군가 범죄행위를 저지르는 위험을 무릅쓰고 암시장에서 대마
초라고 파는 푸른 잎사귀를 구해온 것이다. 불법적인 약물은
정부의 관리 하에 있지 않으므로 진짜인지 가짜인지 구별할
수 없다. 다행히 그것은 진짜였다.

데비는 두 달 동안 일주일에 몇 차례씩 대마초를 피웠다.
대마초가 식욕을 자극했고 그녀는 몸무게가 늘면서 서서히 회
복이 되었다. 요즘 그녀는 건강하게 지내고 있다. 그녀는 그 이
전이나 이후에나 대마초를 피운 적이 없다. 그녀는 대마초가 자
신의 생명을 구했다고 생각한다.

언젠가 화학치료를 받고 나서 계속된 구역질로 탈수증에
빠져서 응급실로 실려 온 환자가 있었다. 그녀는 내게 자신이
얼마나 괴로움을 겪고 있는지 절박하게 하소연했다.

"의사 선생님, 제가 어떻게 느끼는지 짐작이 되세요? 심하
게 메슥거리는 느낌을 경험해본 적이 있으세요? 입덧은 모르
시겠지만, 아마 대학생 때 술을 너무 많이 마시고 다음 날 끔찍
한 숙취로 고생하신 적이 있으실 거예요. 아니면 뱃멀미나 차멀
미를 해보셨나요? 아니면 음식을 잘못 먹고 24시간 내내 변기
에 앉아 있어야 할지 아니면 변기에 얼굴을 처박고 있어야 할

지 모르고 괴로워한 적이 있으세요? 속이 울렁거려서 도저히 참을 수가 없잖아요. 지금 바로 제가 그래요. 몇 시간 마다 속이 뒤집히면서 구역질이 올라와요."

나는 그녀의 생생한 묘사에 깊이 공감했고 그 후로 환자들이 겪는 고통에 좀 더 민감해질 수 있었다.

대마초는 모든 경우에 효과가 있는 것은 아니지만 다른 의약품들과 마찬가지로 사용이 가능해져야 한다. 현명하게, 책임감 있게, 그리고 신중하게 사용한다면 또 다른 방식으로 환자의 고통을 덜어줄 수 있다. 이것은 의학의 가장 중요한 목표 중에 하나가 아니겠는가?

우리는 1970년 이래 약물과의 전쟁을 해왔고, 그 전쟁이 성공했는지 아닌지에 대해서는 논란의 여지가 있다. 하지만 한 가지는 우리 모두가 동의할 것이다. 그 전쟁에서 죽음을 앞둔 말기 환자들은 제외되어야 한다는 것이다. 불합리한 정치적 의제 때문에 통증에 시달리고 고통 받는 환자들을 인질로 잡아두어서는 안 된다.

호스피스

종교계에서나 세계보건기구WHO 등에서는 안락사를 예방하는 대안으로 호스피스를 권고하고 있다. 호스피스는 환자에게 의료적, 심리적, 영적 도움을 제공함으로써 죽음을 앞둔 사람들이 마지막 순간까지 평화롭고 편안하고 품위 있게 지낼 수 있도록 하는 것을 목표로 한다. 따라서 환자가 의식을 유지한 상태로 편안하게 지낼 수 있도록 통증과 다른 증상들을 관리하며, 또한 환자의 가족들을 지원하는 프로그램을 제공한다.

호스피스는 특히 회복이 불가능한 말기 환자들을 위한 맞춤 치료의 개념이다. 호스피스는 삶을 긍정하는 한편 죽음을 정상적인 과정으로 여기며, 죽음을 재촉하거나 연기하지 않는 완화의료를 채용한다.

현대적인 의미의 호스피스는 영국에서 1950년대에 시작되었다. 현재 대부분의 호스피스는 비영리단체에서 운영하는데, 독립적인 기관도 있고 병원과 같은 의료기관의 부속 시설도 있다. 오늘날 미국에서는 매년 1500만 명 이상이 호스피스 서비스를 받고 있으며 점차 의료 체계에서 없어서는 안 될 부분으로 자리 잡고 있다.

호스피스 팀은 의사, 간호사, 사회복지사, 약사, 성직자, 영양학자, 그리고 다른 전문가들과 자원봉사자들로 구성된다. 호스피스는 다양한 형태로 제공될 수 있지만 주로 가정방문을 통해 이루어진다. 처음에는 환자와 가족들을 만나 그들이 원하는 것, 필요로 하는 것, 경제력 등을 평가한다. 그 후 환자의 집에 가서 진통제와 영양제를 처방하고 가족들과 상담하고 환자를 돌보기 위한 교육을 한다. 간호, 의료기기, 특별한 음식물, 설비들을 공급해주기도 한다. 또한 환자의 필요에 따라 자원봉사자들과 전문가들이 음악치료, 책 읽어주기, 심부름, 애완동물 돌보기 등의 다양한 서비스를 제공하기도 한다.

호스피스는 병원, 요양원, 또는 호스피스 전용시설에서 제공할 수 있다. 어디에서 하든, 그 목표는 같다. 말기 환자들을 따뜻하게 보살피고 통증과 고통을 완화해주고 가족들을 지원하는 것이다. 호스피스에 종사하려면 특별한 자질이 필요하다. 종종 병원에서 일하는 의료진은 환자의 '치료 회복'에 초점을 맞추도록 교육을 받는다. 그래서 환자가 회복 가능성이 없다고 판단되면 더 이상 도움을 줄 것이 없다고 느낀다. 하지만 그렇게 되어서는 안 되며, 호스피스는 바로 그런 상황에 관여한다.

나는 호스피스 종사자들이 일하는 것을 보면서 그들의 인내심에 깊은 감동을 받곤 한다. 그들은 환자들에게 죽음에 이르는 과정에 대해 시간을 두고 최대한 조심스럽게 설명한다. 많은 사람들이 두려워하는 것은 죽음보다 죽는 과정이다. 무엇보다 우리는 누구나 언제가 죽는다는 것을 알고 있지만 어떻게 죽을지에 대해 두려움을 느낀다. 얼마나 고통스러울까? 도움을 받을 수 있을까? 사랑하는 가족들이 곁에 있을까?

호스피스는 환자들을 마지막 순간까지 최대한 편안하게 해주기 위해 노력한다. 환자 목욕시키기, 옷 갈아입히고 음식을 먹이는 등 가족들이 매일 해야 하는 일들을 좀 더 수월하게 하는 요령을 가르친다. 또한 언제 구급차를 부르고 언제 부르지 말아야 하는지, 진통제, 진정제, 또는 안정제를 언제 어느 정도로 투여해야 하는지 교육한다.

물론, 모든 서비스가 그렇듯이, 호스피스는 운영하는 단체에 따라 질적으로 큰 차이가 날 수 있다. 따라서 호스피스를 받기 전에 궁금한 것을 묻고 자세한 설명을 듣는 것이 필요하다.

호스피스는 의료 서비스뿐 아니라 환자와 가족들에게 죽음과 사별을 삶의 일부로 바라볼 수 있도록 도와준다. 종종 환자와 그 가족들은 슬퍼하거나 두려워하거나 안도하는 등의 아주 정상적인 감정을 느끼는 것에 더해서도 부끄러워하거나 죄책감을 느낀다. 때로는 그들이 필요로 하는 것은 단지 누군가와 허심탄회한 대화를 나누는 것이다.

호스피스를 아직도 현대 의학과는 동떨어진 것이라거나 삶에 대한 희망을 잃었을 때 의지하는 뭔가로 인식하는 경향이 있는 것은 안타까운 일이다. 사실 말기 환자들과 그 가족들에게는 호스피스가 희망이 될 수 있다. 현대 의학의 도움을 받아 이 세상에서 남은 시간 동안 고통을 받지 않고 편안하고 의미 있게 보내다가 떠나게 될 것이라고 안심할 수 있기 때문이다.

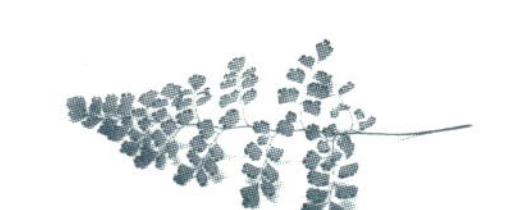

11

아름다운 죽음
마지막 순간까지 좋은 기억을 남기고 떠나다

지도는 땅이 아니고 청사진은 건물이 아닌 것처럼, 현실은
예상했던 것과 다를 수 있다.
— 레이첼 나오미 레멘 (Rachel Naomi Remen, 의사)

학생들의 생활지도 상담교사로 일하던 애비 밀러는 54세
에 난소암 진단을 받고 큰 충격에 빠졌다. 그녀는 의사와 치료
에 대해 상담을 하러 가면서 친구 캐럴에게 부탁했다.

"지난번에 의사가 무슨 말을 했는지 하나도 기억이 나지
않아. 암이라는 말을 듣자마자 머릿속이 하얘지더구나. 그래서
이번에는 네가 같이 가주면 좋겠어."

애비는 10년 전 이혼하고 혼자 살고 있었다. 아들 조쉬는
3,200킬로미터나 떨어진 타지에서 생활했고, 그 곳에서 얼마
전 새로 직장을 잡았다. 대신 그녀에게는 직장 동료들, 교인들,

독서클럽과 손뜨개 클럽 회원들 그리고 대학 동창들까지, 주위에 많은 친구들이 있었다.

애비의 주치의인 리즈 박사는 그 자신이 유방암 생존자였으므로 애비가 어떤 감정을 느끼는지 충분히 이해했다. 그녀는 애비에게 사람마다 다르기 때문에 정확하게 예측할 수는 없지만, 앞으로 적어도 몇 년은 더 살 수 있을 것이라고 말했다.

세 사람은 머리를 맞대고 진지하게 토론을 했다. 어떤 수술을 받을 것인가? 화학요법을 받을 것인가? 방사선 치료는?

암치료는 현재 점차 환자 맞춤형으로 진화하고 있다. 환자의 암세포를 검사해서 어떤 종류의 치료법이나 약물이 치료에 성공할 가능성이 가장 높을지 결정한다. 애비의 경우에도 이미 그러한 결정 과정이 시작되었다. 그들은 우선 먼저 수술을 받고 그 다음에 화학요법을 시작하기로 하고 다음 주로 수술 날짜를 잡았다.

애비는 원래 뭔가를 숨기는 것을 싫어하는 성격이었다. 그녀는 텍사스에 있는 아들 조쉬에게 전화해서 사실대로 알리고, 주말에 가까운 친구들을 집으로 초대했다. 친구들은 깜짝 놀라 어쩔 줄 몰랐지만 곧 이어 애비를 도와주겠다고 모두들 팔을 걷고 나섰다. 애비는 어떤 도움이 필요할지 아직 잘 몰랐지만 그들이 옆에 있다는 것만으로도 한결 마음이 놓였다.

수술 전에 애비는 사전의료의향서의 양식을 구해서 어떤

선택을 할지 생각하기 시작했다. 그녀는 아직 이르다는 느낌이 들긴 했지만 아들 조쉬와 친구 캐럴을 자신의 의사결정 대리인으로 지명했다. 나머지 결정은 수술 이후로 연기했다. 수술을 하고 나면 좀 더 분명하게 판단이 설 것이라고 생각했다.

애비는 모든 장기에 완전히 접근할 수 있는 개복수술을 받았다. 의료진은 그녀의 자궁, 나팔관, 난소를 제거했다. 동시에 다른 장기들도 살펴보고 암이 전이되었는지 조사하기 위해 조직 샘플을 확보했다.

애비는 병원에서 며칠을 보내며 기운을 회복했다. 조직검사 결과 암이 전이되기는 했지만 멀리까지 번지지는 않은 것으로 나타났다.

암을 치료하는 화학요법은 가장 빨리 자라는 세포를 공격하기 때문에 상처에서 회복 중에 있는 세포들을 죽일 수 있다. 따라서 애비는 화학요법을 받기 전에 수술 절개 부위가 아물 때까지 기다려야 했다. 아들 조쉬는 비행기를 타고 오겠다고 했지만 그녀는 간호를 잘 받고 있으니 염려하지 말라고 안심시켰다. 그녀는 아들에게 자신이 그를 필요로 할 때를 대비해서 휴가를 아껴두라고 말했다.

암전문의는 그녀가 걸린 병이 일반적으로 어떻게 진행되는지에 대해 설명했다. 그녀가 걸린 것과 같은 종류의 암에 걸린 환자들은 보통 처음에 화학요법으로 효과를 보고 회복을 한다. 만일 암이 재발해서 두 번째 화학요법을 받게 되면 다시 긍정적인 반응이 나올 수 있지만 첫 번째 만큼 효과적이지는 않다. 그 과정을 아마 두세 번 이상 반복할 수는 있지만, 암이 영원히 사라지는 소수의 행운아가 아니라면 더 이상 손을 쓸 수 없는 상황이 온다.

그녀가 처음 화학요법을 받는 동안 친구들이 너도나도 집으로 음식을 가져오고 심부름을 해주었다. 캐럴은 시간표를 만들어서 친구들이 서로 분담해서 애비를 도와줄 수 있도록 했다. 친구들은 돌아가며 집이나 암병동으로 찾아가 애비가 오랜 시간 혼자 지내지 않도록 했다. 애비의 직장은 유연 근무제를 허락했으므로 애비는 시간이 나는 대로 학생들을 상담할 수 있었다. 또한 암환자 지원 그룹에 참여해서 같은 처지에 있는 사람들과 대화를 나누며 마음의 위안을 받았다.

화학요법을 받고 나면 특히 힘들었다. 애비는 머리카락이 빠지는 것에 대해서는 부질없이 마음을 쓰지 않기로 했다. 그녀는 사람들이 자신의 진짜 머리보다 가발을 쓰니 더 잘 어울린다고 한다면서 즐거워했다. 하지만 메스껍고 피곤한 느낌이 견디기 힘들었고 종종 통증에 시달렸다. 아들은 그녀에게 임상 실험을 포함해서 받을 수 있는 치료는 모두 받아보라고 했다. "적어도 어머니 자신이 아니라도 다른 사람들을 도와주는 게 될 거예요."

애비는 아들의 마음은 충분히 이해했지만 미래에 혹시 누군가에게 도움이 될지도 모른다는 이유로 임상실험의 부작용으로 인한 고통을 감수할 수는 없었다.

애비는 사전의료의향서를 꺼내서 다시 작성하기로 했다. 그녀는 어느 수준까지 치료를 받을 것인지를 선택하는 부분에서 고민했다. 암을 이겨낼 수만 있다면 당연히 어떤 고통이라도 견딜 수 있었지만 회복 가능성이 없다면 더 이상 무의미한 시술을 받으면서 고생하고 싶지 않았다. 하지만 심장이나 호흡이 멈추었을 때는 심폐소생술을 원한다는 것을 분명히 했다. 그리고 그녀 자신이 생각하는 합리적인 삶의 질을 누릴 수 있는 건강을 회복할 수 있다는 희망이 있을 경우에만 치료를 계속 받기로 결정했다.

애비가 생각하는 '합리적인 삶의 질'의 기준은 무엇이었을까? 애비는 자신의 삶을 가치 있게 해주는 특별한 세 가지가 있다는 결론을 내렸다. 그녀는 맥이라는 이름의 믹스견을 기르고 있었다. 아침저녁으로 맥을 데리고 산책을 할 때, 털을 빗질해줄 때, 아침에 침대에서 끌어안고 있을 때가 그녀에게 가장 행복한 시간이었다. 두 번째로 그녀가 사랑하는 것은 음악이었다. 애비는 오페라에서 록까지 모든 음악을 좋아했고 특히 켈트족 민속 음악을 사랑했다. 세 번째는 초콜릿이었다. 애비는 매일 저녁 식사 후에 다크초콜릿을 두 조각씩 먹는 재미에 빠져 있었다. 사랑하는 사람들과 함께 있는 것 외에 그런 일상적인 작은 의식들이 그녀가 투병을 하는 중에도 큰 위안이 되었다. 만일 더 이상 그런 즐거움조차 누릴 수 없게 된다면 그녀는 살아도 사는 것이 아니라고 생각했다.

몇 달이 지났고 애비는 암과 더불어 사는 현실에 정착했다. 통증, 메스꺼움, 불안감에도 불구하고 애비는 마침내 자신이 특별한 방식으로 축복을 받았다고 생각하기 시작했다. 그녀는 더 이상 희생자가 아니었다. 그녀는 생존자였고, 그 어느 때보다 살아있다는 사실에 감사하며 매 순간을 음미했다. 친구들과 영화를 보러 가는 것은 이제 마지못해 따라다니는 것이 아니라 즐거운 추억을 만드는 소중한 시간이 되었다. 전에는 참을 수 없게 느껴졌던 일들이 이제는 사소한 불편이 되거나 더 나아가서는 농담거리가 되었다. 애비는 새로 인내하는 능력이 생겼다. 또한 언제나 상담교사로 일하는 것을 좋아했지만 투병을 하면서 학생들과 그들의 문제에 더욱 깊이 공감할 수 있었다.

무엇보다도, 아들 조쉬와의 관계가 더욱 가까워졌다. 어머니와 아들은 전에는 할 수 없었던 방식으로 서로에 대한 애정을 표현하게 되었다. 그리고 조쉬는 어머니에게 자신의 사생활에 대해 스스럼없이 이야기했다.

애비는 암 진단을 받은 지 2년이 되어갈 때 며느리를 맞이했다. 그녀는 아들의 결혼식에서 기쁨의 눈물을 흘렸다. 그 때까지 살아서 아들의 결혼의 볼 수 있다는 것이 더없이 감사하게 느껴졌다.

그렇게 4년 반이라는 세월이 흘렀고, 그 동안 세 차례의 화학요법을 받았으나 결국 그녀는 차이를 느끼기 시작했다. 통증이 진통제로 쉽사리 다스려지지 않았고, 몸무게가 계속 줄어서 뼈만 앙상해졌다. 숨쉬기가 힘들었고 금방 피곤해졌으므로 개를 데리고 산책하는 시간이 점점 줄어들었다. 결국 그녀는 개를 산책시키기 위해 사람을 고용해야 했다.

어느 날 그녀는 복통으로 잠에서 깨어났다. 전에도 있었던 일이지만 이번에는 뭔가가 단단히 잘못된 것 같았다. 배가 부어올랐고 쥐어뜯는 듯한 통증을 느꼈다. 캐럴이 와서 그녀를 응급실로 데려갔다. 난소암 치료 과정에서 나타나는 합병증인 장폐색이라는 진단이 나왔다. 의료진은 그녀의 코로 튜브를 삽입해서 장의 압력을 완화시키는 조치를 하고 중환자실로 옮겨갔다.

이틀 후 수술을 받아야 하는 것이 분명해졌다. 의사는 애비가 수술을 받으면 살 수 있다고 장담했다. 안 그러면 장폐색으로 인해 감염이 일어나서 사망할 수밖에 없었다. 진통제를 맞고 정신이 흐릿해진 애비는 자신에게 무슨 일이 일어나고 있는지 이해하려고 애썼다. 다시 또 수술을 받는 것은 상상조차할 수 없었다. 첫 번째 수술은 무척 힘들었지만 그 후에 상당한 수준까지 회복할 수 있었다. 하지만 이제 완전히 쇠약해진 상태로 수술을 받는다면 감당할 수 없을 것 같았다. 그녀는 울기 시작했다.

누가 어떤 결정을 내릴 것인가? 애비의 주치의는 그녀가 약으로 정신이 혼미해진 상태이므로 올바로 판단을 할 수 없다는 것을 우려했다. 그들은 그녀의 의사결정 대리인을 부르기로 했다. 아들 조쉬가 비행기를 타고 날아와서 캐럴과 함께 어떤 선택을 할지 의논했다. 수술을 하는 것이 애비의 생명을 구하기 위한 것인가 아니면 부질없고 무모한 시도인가? 그들은 결국 수술을 하기로 결정했다.

애비는 수술회복실에서 깨어났을 때 정신이 멍하고 기진맥진했다. 그리고 다음 며칠 동안 안개 속을 헤매다가 서서히 회복했다. 그녀는 마침내 집으로 갈 수 있었지만 다시는 같은 일을 반복하지 않겠노라고 다짐했다.

수술을 받고 나서 넉 달 후에 암전문의가 그녀에게 암이 다시 퍼지고 있으며, 유일한 방법은 전이를 막을 수 있을지도 모르는 임상실험약을 복용해보는 것이라고 말했다. 애비는 마지막 시간이 왔다는 것을 알았다. 시간이 정해져있지는 않았지만 의사는 죽음이 얼마 남지 않았다는 것을 분명히 했다.

애비는 자신이 어떤 과정을 거쳐 죽음에 이를 것인지 질문했다. 의사는 암이 신장과 간에 퍼졌기 때문에 두 장기의 기능이 상실될 수 있다고 말했다. 아니면 종양이 자라서 혈관에 손상을 입으면 장출혈이 올 수 있었다. 아니면 폐렴과 같은 감염성 질병이 최종 사인이 될 수 있었다.

애비에게는 아직 해결해야 하는 두 가지 과제가 남아 있었다. 첫 번째는 사전의료의향서를 갱신하는 것이었다. 그녀는 더 이상 응급구조요원을 부르고 싶지 않았고 심폐소생술을 받고 싶지도 않았다. 두 번째는 어디서 죽을까에 대한 문제였다. 애비는 암으로 가족을 잃은 사람들과 이야기를 해보기도 하면서 남은 시간을 어떻게 보내고 싶은지에 대해 충분히 생각해보았다.

그녀는 마침내 조쉬와 캐럴에게 자신의 결정에 대해 이야기했다. 그녀는 더 이상 병원 치료를 받고 싶지 않다고 말했다. 수술이나 화학치료는 받지 않을 것이며 단지 진통제로 통증을 다스리며 편안하게 지내기를 원한다고 했다.

처음에 조쉬는 어머니의 결정을 듣고 펄쩍 뛰었다. 심폐소생술을 안 받겠다고? 임상실험도 거부한다고? 일찌감치 포기한다고? 조쉬와 그의 아내는 아이를 가질 계획을 하고 있었다. 어머니는 오래 살면서 손자를 보는 것을 원하지 않는 것인가?

"물론 손자가 보고 싶고말고." 애비는 아들에게 말했다. "하지만 그건 내 마음대로 할 수 있는 일이 아니야. 물론 네가 어떻게 할 수 있는 일도 아니지."

애비는 아들에게 뭔가를 건네주면서 말했다.

"아들과 며느리에게서 손자들이 태어나겠지만 나는 아마

그들이 자라는 것을 볼 수 없을 거야. 그래서 내가 비디오를 만들었다. 이 DVD 안에 내가 손자들에게 하고 싶은 말을 담아놓았어. 내가 옆에 함께 있지 못하는 대신 이것을 내 손자들에게 보여주거라."

조쉬는 눈물을 글썽이며 고개를 끄덕였다. 그는 어머니가 얼마나 고통을 받고 있는지 알고 있었다. 섭섭하고 아쉬운 마음을 달래기 힘들었지만 어머니가 언제까지나 고통을 견디어주기를 바라는 것은 욕심이라는 생각이 들었다.

애비는 자신의 사전의료의향서를 꺼내 읽어 내려갔다.

"나는 단지 음식과 진통제를 원합니다. 그리고 음식을 먹을 수 없을 정도로 쇠약해진다면 인공적인 영양 공급은 원하지 않습니다. 청결하고 편안하게 지내기를 원하며, 가능하면 나와 가까운 사람들에게서 보살핌을 받고 싶습니다. 그리고 병원이 아니라 집에서 임종을 맞기를 원합니다. 마지막 날들은 내가 좋아하는 음악을 들으며 맥과 함께 지내고 싶습니다. 만일 내 심장이 멈추거나 호흡이 멈춘다면 편안하게 자연사를 할 수 있도록 도와주십시오. 당신은 절대 죄책감을 느낄 필요가 없습니다. 내가 원하는 대로 해주는 것이 나에 대한 당신의 사랑을 표현하는 것입니다."

애비는 이 결정을 가볍게 내린 것이 아니었다. 암이라는 진단이 내려졌을 때 리즈박사는 그녀에게 병원에서 완화의료를 담당하고 있는 간호사를 만나보라고 제안했다. 완화의료는 화학요법과 방사선 치료의 부작용을 진정시켜주었다. 그 병원에서는 또한 그녀에게 시설이나 집에서 받을 수 있는 호스피스 프로그램에 대한 정보를 제공했다. 애비는 일찌감치 호스피스 상담을 받았고 간호사들과 다른 직원들이 모든 면에서 큰 도움을 준 다는 것을 알고 있었다. 그들은 세심하고 전문적으로 그녀에게 관심을 기울였고, 애비는 집에서 훌륭한 간호를 받을 수 있었다. 그녀는 아무리 편리한 시설이라고 해도 집이 아닌 다른 곳에서 임종을 맞고 싶지 않았다.

애비는 마지막 날이 가까워지자 조쉬와 캐럴에게 자신이 원하는 장례식에 대해 이야기했다. 그녀는 값비싼 관이나 장례 절차에 돈을 쓰는 것은 부질없는 일이라고 생각했다. 그녀는 병과 싸우면서 영혼이 있다는 믿음이 더욱 깊어졌지만 육신은 가능하면 빨리 자연스럽게 흙으로 돌아가야 한다고 믿었다.

조쉬 역시 지난 해 아내의 숙부가 세상을 떠났을 때 깨달은 바가 있었다. 장례식장이 아니라 숙부가 살던 집에서 고인을 애도하는 것이 편안하게 느껴졌다. 예전에는 장례식을 보통 집에서 치렀다는 사실도 알게 되었다.

애비는 만일 아들 내외와 친구들이 동의한다면 집에서 치르는 장례식을 원한다고 말했다. 그녀는 자신의 육신을 사랑하는 사람들이 거두어주기를 바랐다. 캐럴이 이러한 애비의 소원을 친구들에게 이야기하자 모두들 기꺼이 애비를 위한 마지막 봉사에 함께하기로 했다. 시신은 그녀가 다니는 교회에서 새로 마련한 묘지에 묻고 단순한 묘비에 짧은 글을 새기기로 했다.

아직 11월 초순이었지만 애비는 마지막으로 크리스마스트리를 장식하기를 원했다. 그녀는 항상 크리스마스에 집안을 꾸미는 것을 좋아했지만 그 때까지 자신이 살 수 있을지 알 수 없었다. 암이라는 병은 그녀에게 모든 순간 삶에 감사하고 기회가 있을 때마다 사람들과 행복을 주고받으라고 가르쳤다. 그녀는 얼마 남지 않은 마지막 날들을 평생 동안 모으고 간직해온 크리스마스 장식과 상록수로 환하게 밝히고 싶었다.

그 후 애비는 급속도로 쇠약해지면서 처음에는 집 밖에 나갈 수 없다가 그 다음에는 침실에서 나갈 수 없었고 결국은 침대를 떠날 수 없게 되었다. 호스피스 직원들은 그녀를 돌보는 사람들에게 환자의 위생 관리, 침구 정리, 옷 갈아입히는 요령을 가르쳤다.

애비가 침대에 누워 조용히 생각에 잠겨 있는 동안 맥은 그녀의 발치에 자리를 잡고 엎드려 있었다. 그녀는 좋아하는 음악을 들었고 기운이 있을 때는 책을 읽었다. 살면서 경험한 기쁜 일들과 알고 있는 사람들을 추억했다. 가끔씩 오래 전에 세상을 떠난 부모님이 곁에 있는 것을 느꼈다.

친구들과 동료들이 문병을 왔다. 그녀는 그들이 가져온 초콜릿을 한 입 베어 입에 넣고 그 풍부한 맛과 향기를 즐겼다. 하루 종일 초콜릿 한 조각으로 때우는 날도 있었다. 때로 방문객들은 단지 옆에서 조용히 앉아 있다가 돌아갔다. 애비는 종종 기운을 차리고 그들을 축복하거나 조언을 해주며 다정하게 작별인사를 했다.

한 친구는 자원봉사로 중환자를 위해 음악을 들려주는 하프 연주자를 데려왔다. 아일랜드와 스코틀랜드 민요의 경쾌한 멜로디가 애비와 그 집에 모인 모든 사람들을 위로해주었다.

날이 갈수록 애비의 숨소리는 거칠어졌다. 호스피스팀은 애비가 고통을 받지 않으면서 과다하게 진정이 되지 않을 정도로 적당량의 마약류를 투여했다. 그녀는 의식이 오락가락했고 잠자는 시간이 점점 길어졌지만 평온하고 평화로운 시간을 보냈다. 그러다 어느 날 오후 늦게 해가 질 무렵 그녀는 서서히 어두운 심연 속으로 미끄러져 들어갔다. 마침내 그녀는 아들의 손을 잡고 사랑하는 친구들에게 둘러싸여 조용히 숨을 거두었다.

호스피스 간호사가 애비의 몸을 씻기고 수의를 입혔다. 가족들과 친구들은 애비를 침대에 눕히고 조문객을 맞이했다. 다음 날 장의사가 와서 애비를 관에 눕히고 교회로 이송해서 장례식을 치르고 묘지에 묻었다.

뒤에 남은 사람들은 슬픔에 잠겼지만 다른 한편으로는 애비와 함께 마지막 시간을 보낼 수 있었다는 것에서 위안을 찾았다. 그런 시간이 있었기에 그녀를 떠나보내야 한다는 사실을 보다 수월하게 견딜 수 있었다. 그녀와 함께 보낸 시간은 사람들의 기억 속에서 영원히 좋은 추억으로 남을 터였다.

조쉬는 아내와 함께 맥을 데리고 집으로 돌아가는 차 안에서 말했다.

"어머니와 보낸 마지막 시간은 내게 정말 반드시 필요한 시간이었어. 그 어느 때보다 어머니와 가까워졌고, 어린 시절의 기억들을 되살리면서 부모님이 나를 얼마나 사랑하셨고 자랑스러워하셨는지 확인할 수 있었지. 어머니는 내가 정말 행복한 사람이라는 느낌, 그 무엇과도 바꿀 수 없는 소중한 것을 내게 주시고 떠나신 거야."

그들은 애비가 의연하게 자신의 상황을 받아들이고 스스럼없이 이야기하면서 우울한 기분에 빠지지 않고 언제나 긍정적인 태도를 보여준 것에 감사했다. 그녀는 뒤에 남아 있는 사람들에게 죽음이 행복한 삶의 일부가 될 수 있다는 것을 몸소 보여주었다.

애비는 현명한 선택으로 과거와 현재의 장점을 활용해서 편안하고 품위 있게 죽음을 맞이할 수 있었다. 그녀는 유능하고 동정적인 의사들을 만나 현대의학의 혜택을 충분히 누렸을

뿐 아니라 사랑하는 사람들의 도움을 받으며 함께 시간을 보냈다. 그녀는 자신이 병에 걸렸다는 사실을 감추거나 부끄러워하지 않았지만 또한 병에 걸린 환자로 살기보다는 힘든 투병 생활 중에서도 삶에서 누릴 수 있는 즐거움을 마다하지 않았다.

그녀가 예상보다 오래 살 수 있었던 것은 긍정적인 태도가 가장 중요한 역할을 했다. 그녀는 죽음을 피할 수 없다는 것을 알았을 때 스스로 선택한 방식으로 마지막 시간을 보내기로 했고, 주변 사람들에게 좋은 기억을 남기고 떠났다. 만일 죽음이 아름다울 수 있다면, 바로 그녀의 죽음이 그랬다. 우리도 미리 사전의료계획을 한다면 각자 자신의 가치관에 따라 삶을 마감할 수 있다.

12

알츠하이머와 치매

인구 고령화가 요구하는 사전의료계획의 당위성

밀려오는 두려움을 막아내려면 용기라는 이름의 제방을 쌓아야 한다.
— 마틴 루터 킹 주니어(Martin Luther King, Jr. 1929–1968, 인권운동가)

세상에는 아무리 최선을 다해도 쉽사리 답이 나오지 않는 일들이 있다. 알츠하이머와 또 다른 형태의 치매에 걸린 환자를 돌보는 일도 그런 일들 중에 하나다. 85세 이상을 사는 사람들 중에 절반 이상은 증상에 차이는 있지만 어떤 식으로든 치매에 걸린다. 비교적 증상이 가볍고 비진행성인 치매가 있고 속수무책으로 진행되는 치매가 있다.

모든 치매는 어떤 종류의 뇌 손상에 의해 생긴다. 만일 기억력이 저하되어 일상생활에 지장이 생길 정도라면 언제라도 병원에 가서 정확한 진단을 받아보는 것이 필요하다. 치매는 대부분 알츠하이머가 원인이다. 다른 원인으로 일어나는 치매는 많은 경우 치료할 수 있다. 뇌에 뇌척수액이 차는 뇌수종으로 인한 치매는 종종 성공적으로 치료가 된다.

알츠하이머는 뇌가 퇴화하면서 일어나는 결과로 1906년 독일인 의사 알로이스 알츠하이머가 처음으로 문서화했다. 그는 사망한 치매 환자들의 뇌조직을 현미경으로 관찰하던 중에 신경세포에서 유사한 신경반과 신경섬유다발을 발견했다. 20세기 초 이래 이 질병이 널리 알려지면서 본격적인 연구가 시작되었다.

알츠하이머는 뇌조직을 검사해야만 공식적으로 확인할 수 있다. 하지만 부검을 하지 않는 한 살아 있는 환자의 뇌조직 검사를 하는 일은 거의 없다. 다만, 알츠하이머의 증상에 대해서는 잘 정리가 되어 있으므로 일단 다른 가능성들이 모두 배제된다면 알츠하이머로 판정을 내릴 수 있다.

알츠하이머의 정확한 원인은 알려져 있지 않지만 연구에 의하면 생활습관이나 특정 질병을 갖고 있을 때 알츠하이머에 걸릴 확률이 높다. 위험 요인으로는 흡연, 지나친 음주, 당뇨병, 고혈압, 고지혈증, 인슐린 저항성, 수면무호흡증, 갑상선 기능 저하, 치주염, 고지방식단, 비타민 B_{12}와 비타민 D 결핍 등이 있다.

알츠하이머는 그 원인이 무엇이든 확실한 치료법은 없지만 환자의 상태에 따라 도움을 줄 수 있는 방법들이 있다. 미국에는 현재 500만 명 이상이 알츠하이머 환자로 분류되고 있으며

2050년이 되면 1,350만 명으로 증가할 것이다.

알츠하이머로 인한 경제적 손실은 막대하다. 치매는 뇌에 영향을 주지만 몸은 보통 훨씬 느린 속도로 퇴화하기 때문에 환자가 죽을 때까지 수십 년이 걸릴 수 있다. 그 동안 치매는 계속 진행되면서 점점 더 많은 보살핌을 필요로 한다.

그 증상은 종종 알게 모르게 시작된다. 집 열쇠를 어디에 두었는지 생각나지 않는 것은 누구나 가끔씩 경험하는 일이다. 하지만 치매가 서서히 공격을 하면 이런 일들이 점점 더 자주 일어난다. 마침내 보통 때 잊어버리지 않는 것들, 예를 들어, 친구 이름이나 집 주소, 또는 간단한 계산법을 기억하지 못한다. 기분이 변하는 것도 치매의 초기 신호일 수 있다. 미국의 전직 대통령 로널드 레이건은 국민들에게 보내는 편지에서 자신이 치매에 걸렸다는 사실과 함께 깊은 감동을 전달했다.

저는 얼마 전 알츠하이머 병에 걸리는 수많은 미국인들 중 한 사람이 되었다는 것을 알았습니다. 낸시와 저는 이 사실을 개인적인 문제로 덮어둘 것인지 아니면 공개적으로 알려야 하는지 결정해야 했습니다. 과거에, 낸시는 유방암에 걸렸고 저도 암 수술을 받은 적이 있습니다. 그 때 우리는 공개적인 발표가 대중들의 인식을 고쳐시킬 수 있다는 것을 알았습니다. 우리가 암에 걸렸다는 것을 알고 더 많은 사람들이 검사를 받았기 때문입니다. 그리고 검사에서 이상을 발견한 사람들은 초기에 치료를 받고 평소의 건강을 되찾을 수 있었습니다.

그래서 이번에도 우리의 이야기를 함께 나누는 것이 중요하다고 생각합니다. 우리가 공개를 함으로써 대중들이 이 증상에 대한 경각심을 가질 수 있기를 바랍니다. 또한 알츠하이머에 걸린 개인과 가족을 더 잘 이해할 수 있을 것입니다. 저는 아직까지 건강하다고 느낍니다. 앞으로도 항상 해오던 일들을 하면서 하느님이 저에게 허락하신 이승에서의 여생을 살아갈 것입니다. 사랑하는 아내와 가족과 함께 삶의 여행을 계속할 것입니다. 야외활동도 자주 하고 친구들이나 지지자들과 계속 접촉을 유지할 계획입니다.

불행히도, 알츠하이머가 진행되면 종종 가족들이 가장 큰 부담을 떠안게 됩니다. 저로서는 단지 아내가 받게 될 고통을 덜어줄 수 있는 방법이 있기를 바랄 뿐입니다. 그리고 시간이 지나면 여러분의 도움으로 아내가 신념과 용기로 현실을 마주할 것이라고 확신합니다. 마지막으로 저에게 대통령으로서 나라에 봉사할 수 있는 크나큰 영광을 주신 국민들에게 감사드립니다. 주께서 저를 부르실 때, 그 때가 언제가 되든지, 저는 이 나라에 대한 큰 사랑과 미래에 대한 영원한 낙관주의를 갖고 떠날 것입니다.

이제 저는 삶이 저무는 황혼을 향해 떠나는 여행을 시작합니다. 미국의 앞날에는 언제나 밝은 새벽이 기다리고 있을 것입니다. 감사합니다, 친구들이여. 하느님이 언제나 여러분 모두를 축복해주시길..

레이건 대통령은 사실 가족들에게 부담을 주지 않으면서 최상의 개인적인 보살핌을 받으며 천수를 누릴 수 있었다. 하지만 대부분의 사람들은 치매에 걸리면 정신적으로나 경제적으로 큰 어려움을 겪는다. 미국에서 치매에 걸린 사람을 돌보기 위해서는 일인당 매년 수천 달러까지 비용이 들 수 있다.

고령화로 인해 치매와 알츠하이머가 늘어나고 있고 의식이 불분명한 상태에서 오랜 세월을 살아가야 하는 사람들이 점점 많아지면서 개인적으로 사전에 의료 조치에 대해 대신 결정해줄 사람을 공식적으로 지정해야 할 필요성이 점차 부각되고 있다.

특히, 보험이나 저축이 충분하지 않은 사람들은 중병이나 장기적인 질병(치매와 같은)에 걸리면 종종 재산을 잃고 빈털터리가 된다. 이런 사람들은 평생 모은 돈을 의료비로 탕진하고 가족은 빈곤층으로 전락한다. 이것은 부부 중 한 사람이 알츠하이머에 걸리면 건강한 배우자의 재산을 보호하기 위해 이혼을 하라는 말이 있을 정도로 심각한 문제다. 알츠하이머 환자로 사는 것도 서러운데 어떻게 그럴 수가 있느냐고 할지 모르지만 현재 의료 제도 하에서는 얼마든지 있을 수 있는 일이다.

경제적 비용을 넘어서 인간적인 비용은 말할 나위도 없다. 처음에 알츠하이머 환자들은 집에서 보살핌을 받는다. 하지만 환자의 증상이 심각해지면 가족들이 감당하기 어려워진다. 알츠하이머 환자는 먹고 옷 입고 씻고 용변을 보는 등 기본적인 일상생활에도 도움이 필요할 뿐 아니라 어떤 사고를 저지를지 모르기 때문에 잠시도 눈을 뗄 수 없다. 그리고 시간이 갈수록 점점 더 많은 보살핌을 필요로 한다. 심하면 대소변을 가리지 못하고 고형식을 삼키지도 못한다.

그러다가 결국은 의료적인 문제가 발생한다. 때로 치매로 인해 다른 질병에 걸리기도 하지만(비위생적인 생활로 인해 감염에 걸리는 것처럼) 그보다는 노환이 원인인 경우가 많다. 치매 환자는 보호자가 대신 의료적인 문제에 대해 결정을 해야 한다. 하지만 환자가 무슨 생각을 하고 느끼는지 정확히 알 수 없기 때문에 많은 갈등이 일어난다. 환자는 무슨 일이 일어나고 있는지에 대해 얼마나 인식하고 있는가? 요양원으로 보내야 할까? 치료가 아닌 고통을 주는 것은 아닌가?

언젠가 요양원에서 지내던 한 노인이 구급차에 실려 병원에 온 적이 있다. 그녀의 아들은 한밤중에 병원 응급실에서 걸려온 전화를 받고 달려왔다. 응급실에서 아들은 어머니의 엉덩이뼈가 부러진 것을 알았다. 치매에 걸린 노인이라 수술 후에 재활 치료를 받을 수 있는 정신적 능력이 없었지만, 통증을 덜어주기 위해서는 수술을 하는 수밖에 없었다. 아들은 어머니에게 수술을 하기로 결정했다. 수술 역시 고통스러운 과정이었다. 고관절에 핀을 박아서 고정시키고 힘든 회복 과정을 거쳐야 했다. 그녀는 매일 몇 분씩 앉아 있을 정도로 회복했지만 물리 치료를 받는 것은 불가능했고 거의 하루 종일 침대에 누워서 보냈다. 아들은 주어진 상황에서 최선의 결정을 했지만 그 결과는 만족스러울 수 없었다.

오랫동안 치매를 앓아온 또 다른 환자가 기억난다. 그는 집에서 매일 아내의 정성스러운 보살핌을 받으며 지냈다. 그의 아내는 어느 날 그의 얼굴이 축 늘어지고 한쪽 팔과 다리가 움직이지 않는 것을 발견했다. 뇌졸중 증세를 잘 알고 있었던 그의 아내는 즉시 911에 전화해서 그를 응급실로 옮겨갔다. 의료진은 CT 스캔으로 뇌동맥이 막힌 것을 확인하고 뇌졸중 팀을 불러왔다. 이제 힘든 결정을 해야 할 때가 왔다. 혈전 용해제로 환자를 치료하는 것은 위험하고 비용이 많이 들기는 하지만 뇌졸중의 후유증을 최소화할 수 있었다. 만일 치료를 하지 않는다면 뇌졸중은 악화되겠지만 얼마나 치명적이 될 것인지는 알 수 없었다. 결국 그의 아내는 그를 치료하기로 결정했다. 결국 그는 부분 마비가 되었지만 만일 치료를 받지 않았다면 더 나빠졌을지도 모른다. 하지만 치료를 받은 후에는 더 이상 집에서 보살

필 수 없었으므로 요양원으로 옮겨갔고 10개월 후 폐렴으로 사망했다. 그의 아내는 그에게 치료를 받게 한 것이 잘한 일이었는지 회의를 느꼈다. 뇌졸중을 치료하지 말고 집으로 데려와서 함께 지내며 보살폈어야 하는 것이 아닐까? 만일 그랬다면 그는 얼마나 빨리 사망했을까? 어떻게 하는 것이 그를 위해 더 나은 결정이었을까? 이런 질문에 대한 답은 아무도 알 수 없다.

위의 두 사례에서는 그나마 환자 대신 결정을 내려줄 수 있는 사람이 옆에 있었다. 의사결정대리인이 없었다면 환자는 그보다 더 불합리한 상황에 처할 수도 있었다. 한 피부과 전문의는 다음과 같은 이야기를 들려주었다.

그는 말기 치매 환자인 90세 여성의 코에 생긴 염증을 치료해달라는 부탁을 받고 요양원으로 찾아갔다. 그녀는 아주 천천히 발전하는 증상인 기저세포암에 걸린 것으로 밝혀졌다. 그는 환자의 나이와 건강 상태를 고려해서 치료를 받지 않도록 하는 것을 요양원 직원들에게 권했다. 그 노인은 암이 발전해서 위험해지기 전에 다른 이유로 죽을 가능성이 더 커보였기 때문이다. 하지만 사전의료의향서가 없었으므로 그녀에 대한 의료적 결정을 공공기관에서 대신해야 했다. 하지만 공무원들은 자신들에게 그녀의 치료를 중단할 수 있는 권한이 없다고 판단했다. 그녀는 어쩔 수 없이 비용이 많이 들 뿐 아니라 고통스러운 수술을 여러 차례 받아야 했다. 그녀는 자신에게 무슨 일이 일어나고 있는지도 알지 못하는 상태였다. 아무도 그런 상황을 원하지 않았지만 어쩔 수 없었다.

사전의료의향서는 의식이 온전할 때 미리 준비를 해야 한다. 치매에 걸려서 판단력이 흐려지면 사전의료의향서를 쓸 수 있는 기회가 없어진다. 또한 치매 환자가 또 다른 질병에 걸려 병원에 입원하게 되면 의료관련 결정을 대신해줄 수 있는 사람이 필요하다.

알츠하이머 환자가 급증하고 있는 오늘날 우리는 미리 어떤 상황이 되면 어떤 치료를 받을 것인지에 대해 신중하게 생각해볼 필요가 있다. 사전의료의향서가 도움이 되기는 하지만 그 양식만으로는 모든 상황을 예상하고 설명할 수 없기 때문이다. 따라서 의사결정 대리인과 알츠하이머로 인해 발생할 수 있는 여러 가지 상황에 대해 허심탄회하게 대화를 나눌 수 있다면 가장 바람직하다. 우리의 가치관을 이해해주고 목숨까지 안심하고 맡길 수 있을 만큼 신뢰할 수 있는 사람이 옆에 있다면 성공한 인생이다.

알츠하이머의 원인과 예방 그리고 치료를 위한 연구가 활발하게 진행되고 있다. 멀지 않은 장래에 환자나 가족들이 겪는 고통을 줄여주는 획기적인 발견이 있을 것이라고 기대해본다.

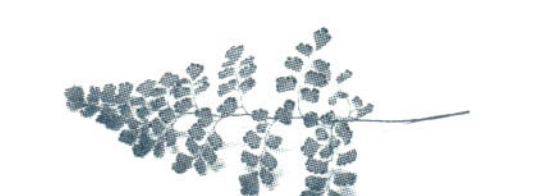

13
생각과 행동의 괴리

누구나 죽어야 하지만 나만은 예외가 될 줄 알았다.
— 윌리엄 사로얀(William Saroyan, 1908-1981, 소설가)

사람들은 왜 사전의료의향서를 준비하지 않는가?

사전의료의향서를 작성하는 사람이 과연 얼마나 될까? 나는 메릴랜드 주의회에서 연명시술과 관련된 공공정책에 대해 연구하고 있을 때 문득 이런 궁금증이 들었다. 그리고 그 답을 쉽게 구할 수 있을 것이라고 생각했다. 하지만 그렇지 않았다. 거의 모든 의료 문제에 대해 공공기관에서 광범위하게 수집한 자료들이 있지만 유독 이 문제에 대해서는 자료가 거의 전무하다. 이 역시 우리 문화가 죽음과 임종에 관련된 모든 문제에 혐오감을 느끼거나 애써 무시하고 있다는 사실을 반증하고 있는 것 같다.

어쨌든 나는 존스홉킨스 블룸버그 공중보건대학원에서 함께 일하는 동료 케시아 폴락과 함께 사람들이 사전의료의향서에 대해 어떤 생각을 갖고 있고 얼마나 많이 준비를 하고 있는지 직접 조사해보기로 했다. 조사 대상은 메릴랜드 주민들이지만 그 결과는 좀 더 폭넓게 적용해도 될 것이다. 우리는 실제로 여러 가지 흥미로운 사실들을 발견했다.

무엇보다, 성인의 80퍼센트 이상이 생을 마감할 때가 되었을 때 어떤 치료를 받을 것인지에 대해 스스로 결정하기를 원했으며 본인의 결정을 존중해주기를 바라고 있었지만, 그들 중에서도 사전의료의향서를 작성한 사람은 3분의 1에 불과했다. 이것은 생각과 행동 사이에 상당한 간극이 있다는 의미다. 연명시술에 문제가 있다고 생각하면서도 실제로 사전의료의향서를 작성하는 사람은 소수에 불과하다.

그러면 사람들이 사전의료의향서를 작성하지 않는 이유는 무엇일까? 이 질문에 대해 응답자의 4분의 1은 사전의료의향서라는 양식을 쓸 수 있는지조차 몰랐다고 말했다. 아니면 어떤 사람들은 자신이 너무 젊고 건강해서 아직 죽음에 대해 생각할 필요가 없다고 했다. 또 어떤 사람들은 사전의료의향서를 만드는 데 필요한 비용이나 복잡한 절차에 대해 걱정했다.

또한 연령별로 큰 차이를 보였다. 젊은이들보다는 나이든 사람들이 사전의료의향서를 작성하는 경우가 훨씬 많았다. 젊은 사람들은 그런 문서를 만드는 것은 불필요하다고 생각하는 듯하다. 하지만 7장에서 보았듯이, 연명시술과 관련된 법적 분쟁들은 세 건 모두, 카렌 퀸란, 낸시 크루잔, 테리 쉬아보까지, 나이가 30세 이전의 젊은 여성들에게 일어난 일이었다. 만일 그들이 사전의료의향서를 작성해 놓았더라면 그토록 오랜 세월에 걸친 가족들의 갈등과 소모적인 법적 투쟁을 피할 수 있었을 것이다.

우리는 사람들에게 어디서 사전의료계획에 대한 정보를 구하기를 원하는지 질문했다. 변호사나 종교단체, 온라인에서보다는 의사나 다른 의료 기관 종사자에게서 구하기를 원하는 사람들이 압도적으로 많았다. 젊은 사람들은 인터넷에서 정보를 쉽게 찾을 수 있다고 해도, 대부분의 사람들이 의료 전문가와 상담할 수 있는 기회를 갖기를 원했다. 이러한 조사 결과는 의사, 간호사, 그리고 의료기관이 적극적인 역할을 해야 한다는 것을 의미한다.

그 연구에서 또한 인종과 문화에 따라 차이가 있다는 사실도 드러났다. 예를 들어, 백인이 흑인보다 두 배 이상으로 많은 수가 사전의료의향서를 작성했다. 이러한 차이가 생기는 이유는 몇 가지가 있는데 그중 가장 대표적인 요인은 다음과 같았다.

1. 개인이 의사결정을 할 때 가족들의 의견을 얼마나 반영하는
가?

2. 의료체계를 얼마나 신뢰하는가?

3. 의료진과 환자 사이의 의사소통이 원활하게 이루어질 수 있
는가?

결론적으로, 사람들은 사전의료의향서를 혼자 작성하기보
다는 가족들은 물론이고 의료인이나 성직자와 같은 전문가들
의 의견을 듣고 싶어 한다. 사람들은 연명시술에 대해 구체적으
로 알기를 원하고 사전의료계획에 대해 관심을 갖고 있는 것은
분명하지만 어떻게 해야 하는지 모르고 있는 것이다. 따라서
의료 관련 종사자들은 이 문제가 얼마나 중요한지에 대해 대중
의 인식을 높이고 보다 자세한 정보를 제공해야 하는 의무가
있다.

사전의료의향서 양식을 구해서 작성하는 것은 돈이 들지
않거나 기껏해야 아주 적은 비용이 든다. 의사들은 이 양식을
작성하는 것에 대해 환자들과 좀 더 적극적으로 이야기를 나
눌 필요가 있고, 또한 제도적인 지원이 마련되어야 한다. 아이
러니하게도 미국에서 2009년 의료개혁에 대한 논쟁에서 '사망
선고 위원회'이라는 악명이 붙은 조항은 바로 이러한 필요성에

서 나온 것이다. 그 조항은 의료보험에 가입한 환자가 원할 경우, 의사가 환자의 사전의료계획을 상담해주는 시간에 대해 다른 진료 시간과 마찬가지로 적정한 비용을 지급하자는 것이었다.

사전의료계획은 의사와 환자가 스스럼없이 나누는 대화의 일부가 되어야 한다. 죽음은 일상적으로 이야기할수록 덜 두려운 일이 된다. 하지만 안타깝게도 아직 사전의료계획은 일반적인 건강 검진 항목에 포함되어 있지 않다. 따라서 현재로서는 우리 각자가 우리 자신과 가족을 위해 이 문제를 스스로 해결해야 한다.

적어도 이 책을 읽는 독자들은 연명시술에 대해 이야기할 때 느끼는 불편함을 극복할 수 있을 것이다. 하지만 당신의 부모, 배우자, 자녀 또는 친구와 터놓고 이야기할 수 있겠는가? 많은 사람들이 연명시술에 관련한 주제에 대해 마음 속 깊이 거부감을 갖고 있다. 그래서 이야기를 꺼내려고 하면 농담을 하거나 무시해버리는 것으로 화제를 중단시킬지도 모른다. 의사들과 간호사들 역시 이런 심리에서 자유롭지 않다. 내가 언젠가 외과의사인 친구에게 이 문제에 대해 이야기를 꺼내자 그는 얼굴을 찡그리면서 말했다. "어떤 선택을 하든 어차피 결국 죽는 것은 마찬가지 아닌가?"

물론 누구나 죽는 것은 어쩔 수 없지만 어쩌다가 우리 자신

의 의도와는 다른 방식으로 죽음을 맞이할 수 있을 가능성에
대해 생각해볼 필요가 있다. 하지만 질병과 죽음을 수없이 목격
하는 의사들조차 자신의 죽음은 현실로 받아들이려고 하지 않
는다.

사전의료의향서 쓰기 모임을 만들자

사람들이 좀 더 자연스럽게 이 문제에 관심을 갖고 실제로
행동에 옮기도록 할 수 있는 한 가지 방법은 여럿이 함께 참여
하는 자리를 마련하는 것이다. 누구라도 사전의료의향서를 작
성하는 모임을 만들 수 있다. 성년이 된 가족들과 친구들을 초
대해서 참석자들에게 양식을 하나씩 나누어주고 그 양식에 나
온 질문들과 의사결정 대리인을 선택하는 문제에 대해 토론하
고 선택할 기회를 주면 된다.

어떤 양식을 사용하던지, 가족과 친구들이 모여서 함께 의
견을 주고받으며 토론을 한다면 서로에게 도움이 될 것이다. 이
런 모임에 사람들을 초대할 때는 참고로 하거나 사용할 수 있
는 양식이나 견본을 갖고 있어야 한다. 그 자리에서 작성하거
나 아니면 미리 작성한 것을 가져와서 다른 사람들에게 읽어줄
수도 있다. 어떤 사람들은 양식에 나오는 내용에 대해 생각할
시간이 필요할 것이다. 그럴 경우에는 다시 한 번 만나는 자리

를 만들 수 있다.

　우리의 연구가 보여주듯이, 많은 사람들이 이 문제에 대해 관심을 갖고 있으며 시간이 갈수록 그 수요가 증가할 것으로 예상된다. 단지 누군가가 먼저 나서서 허심탄회하게 이야기하는 기회를 만들어주는 것이 필요하다. 그 누군가가 당신이 될 수 있다.

　또한 더 많은 사람들이 참여하도록 하기 위해서는 사회경제적인 계층에 따라 전략을 달리할 필요가 있을 것이다. 특히 경제적으로 어려운 사람들일수록 정보가 불충분하다. 자산가들은 재무설계에 대해 상담을 받을 때 종종 노후의 사전의료계획에 대한 문제를 접할 수 있다. 하지만 대다수의 일반인들은 개인적으로 사전의료계획을 할 수 있는 기회가 없기 때문에 적어도 병원에서 의사와 환자가 통상적으로 나누는 대화에 사전의료계획을 위해 상담하는 시간이 포함되어야 한다는 것이 나의 생각이다. 사전의료의향서를 억지로 작성하라고 강요할 수는 없지만 적어도 원하고 필요로 하는 사람들에게는 필요한 정보와 도구를 제공하는 제도가 마련되어야 한다.

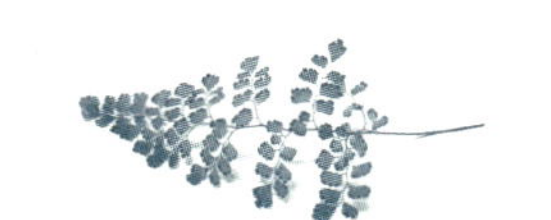

14

적법성 문제와 그 외의 결정들

사전의료의향서 작성 요령 iv

죽음은 탄생과 마찬가지로 자연스러운 현상이다.
— 프랜시스 베이컨(Francis Bacon, 1561-1626, 철학자 · 정치인)

어떤 서류든지 효력을 갖추기 위해서는 양식을 작성한 후
에 서명을 하고 날짜를 기입해야 한다. 그리고 한두 명의 성인
에게 증인의 자격으로 그 양식에 서명을 해줄 것을 부탁하면
된다. 사전의료의향서 양식도 마찬가지다.

하지만 증인이 반드시 사전의료의향서의 내용을 읽거나
검토해야 하는 것은 아니다. 증인은 친구, 직장 동료, 이웃, 거
의 누구라도 할 수 있다. 다만, 의사결정 대리인으로 지정된 사
람, 유산 상속인, 보험 수혜자, 그리고 의료 제공자는 증인이 될
수 없다. 이것은 증인의 객관성을 확브하고, 환자의 죽음으로
이득을 얻는 사람이나 의료진이 어떤 영향력을 행사하지 못하

도록 하기 위한 것이다.

미국의 일부 주에서는 사전의료의향서에 공증을 받을 것을 요구하는데 변호사가 아니더라도 공증 면허를 가진 공증인이 따로 있다.

만일 여행을 하다가 사고나 질병으로 위급한 상황이 되면 어떻게 될까? 갑자기 낯선 병원에 실려 가면 어떻게 될까? 이런 상황에 대비할 수 있는 방법들이 있다.

첫째, 사전의료의향서의 사본을 수첩에 넣어 갖고 다닌다.

둘째, 정기적으로 다니는 병원, 요양원, 호스피스와 같은 관련기관에 사본의 보관을 의뢰한다. 양식을 새로 작성할 때마다 다시 제출한다.

간혹 의료 제공자들이 사전의료의향서가 적법한 것인지에 대해 의문을 가질 수 있다. 아직은 사전의료의향서를 흔하게 볼 수 없기 때문이다. 응급실 의사로 일하면서 나는 일 년에 수백 명의 중환자들을 치료했지만 사전의료의향서를 갖고 있는 사람은 몇 명밖에 보지 못했다.

따라서 우리 스스로 의료진에게 사전의료의향서의 법적인 효력에 대해 설명해야할 필요가 생길지 모른다. 앞으로 사전의료의향서를 쓰는 사람들이 많아지면 의료 제공자들은 그 양식에 좀 더 익숙해질 것이고 점차 일반적으로 인정을 받게 될 것이다.

마지막으로 다시 한 번 말하지만, 사전의료의향서는 생전에 공개하는 것이 목적이므로 언제라도 쉽게 찾아볼 수 있는 장소에 보관하도록 하자.

흙에서 와서 흙으로 돌아가다

결국 우리 몸은 죽은 후에 어딘가로 가야 한다. 사전의료계획과 함께 사후에 이 세상에 남겨질 몸이 어떻게 되기를 원하는지에 대한 유언을 작성해두는 것도 필요할 것이다. 이 문제 역시 각자가 믿는 종교, 가치관, 전통, 재력에 따라 선택이 달라질 것이다.

장기 기증

어떤 사전의료의향서 양식에는 장기기증에 관한 부분이 포함되어 있다. 장기기증은 몇 가지 선택 사항이 있다. 예를 들어, 심한 화상을 입은 사람들을 위한 피부 기증이나 눈의 시력을 잃은 사람에게 이식할 수 있는 각막 기증처럼 신체의 일부 장기를 기증하거나, 아니면 모든 이식 가능한 신체 부위를 기증할 수 있다. 또한 연구와 교육을 위한 목적에 사용하도록 시신을 기증하기도 한다.

사전의료의향서에 장기기증에 대한 결정을 반드시 포함시

켜야 하는 것은 아니다. 장기기증 의사는 여러 가지 통로로 표
시할 수 있다. 어떤 식으로 기증 의사를 밝히던지 간에, 사후에
장기를 수거할 때는 전문가들이 환자의 바람과 건강 상태를 검
토하고 가족들과 의논한다.

매년 장기이식을 받아서 더 오래 보다 활동적인 삶을 살게
되는 사람들이 증가하고 있다. 나는 장기이식으로 환자의 생명
을 살리고 시력을 회복하는 것을 목격해온 의사로서, 자동차
범퍼에 붙이는 스티커에 "당신의 장기를 하늘나라로 가져가지
마세요. 지금 여기서 필요합니다." 라고 쓰인 문구에 찬성한다.

시신 기증

어떤 사람들은 사후에 자신의 몸을 학문이나 의학 연구를
위해 기증하겠다는 결정을 한다. 의사들과 다른 의료 전문가들
은 이렇게 기증된 시신으로 인간의 해부학을 연구할 수 있다.
해부학 실험은 의대에서 가장 중요한 수업이다. 의학 연구를 위
해 기증한 시신들이 없다면 복잡하고 정교한 인간의 신체 기능
에 대한 종합적인 이해를 구하기 어려울 것이다.

어떤 사람들은 시신 기증을 끔찍하고 엽기적인 일로 느끼
기도 하지만 어떤 사람들은 자신의 몸으로 다른 사람들이 배우
도록 도와주는 것이라고 긍정적으로 생각한다. 교수들은 의대
해부학 실험실에서 학생들에게 기증된 시신을 존경심을 갖고

다루는 전통을 전수한다. 만일 시신을 의학 연구를 위해 기증하기로 한다면 사전에 어떤 의대로 보낼 것인지 알아보는 것이 좋다. 많은 의대에서 가족들과 친지들이 고인을 기억하기 위한 추모식을 열고 있다. 시신 기증이나 추모식에 대한 비용은 들지 않는다.

장묘 문화

장례를 치르는 것은 많은 비용이 들 뿐 아니라 일반적인 절차와 관련해서 심각한 환경 문제가 일어난다. 시신의 위생처리와 관에 사용하는 마감재의 독성 화학물질에 노출되는 장의사들과 관 제작에 종사하는 사람들은 암 발병률이 평균보다 높은 것으로 나타났다. 게다가 미국에서는 거의 모든 묘지에서 콘크리트 구조물에 관을 넣도록 하고 있다. 이것은 법적으로 요구되는 것은 아니지만 지형을 유지하기 위한 것이다. 관 제작과 매장에 사용되는 목재, 금속, 콘크리트는 일단 지하에 묻히면 더 이상 재활용이 되지 않는다.

화장 역시 환경을 오염시킨다. 일산화탄소와 이산화황을 비롯한 온실 가스와 잔류성 유기오염물질이 대기로 배출된다. 시신 한 구를 화장하는 데 자동차로 7,700킬로미터를 주행할 수 있는 연료가 사용된다.

이러한 경제적이고 환경적인 이유로, 요즘은 점점 더 많은 사람들이 보다 간단하고 자연스럽게 육신을 흙으로 돌려보내는 방법을 선택하고 있다. 수목장이나 납골당 등 보다 자연친화적인 방법을 선택하는 경우도 증가하고 있다.

사실 오래 전에는 사람이 죽으면 집에서 장례식을 치르고 나서 집 뒤에 있는 선산이나 교회 마당에 묻었다. 오늘날 이런 전통은 더 이상 흔하지 않지만, 지금도 일단 사망 증명서를 받으면 시신을 사유지에 매장할 수 있다. 하지만 나라와 지역마다 법과 규정이 다르므로 묘지를 선택할 때는 먼저 관련 기관에 알아보아야 한다.

장례식

어떤 장묘 방식을 선택하든지, 유족들은 보통 추모식을 통해 고인을 기억하고 작별하는 시간을 갖고 위안을 받는다. 추모식이 현대의 과학 세계에서 필요하지 않다고 느끼는 사람들이 있지만, 의식이 우리에게 주는 심리적인 위안을 간과할 수 없다. 추모식의 가장 중요한 목적은 뒤에 남겨진 유족들에게 위안을 주는 것이다.

15

맺는 말
나라면 어떤 선택을 할 것인가?

"안전하기를 바라는 것은 미신에 불과하다. 세상은 위험하며 인간은 누구든 안전할 수 없다. 위험을 회피하는 것은 결국 위험을 무릅쓰는 것보다 안전하지 않다. 모험을 하지 않는다면 삶은 의미가 없다."
— 헬렌 켈러(Helen Keller, 1880-1968, 저술가·교육가)

사람들은 때로 나에게 죽음과 임종에 대한 개인적인 생각을 묻곤 한다. 당신은 연명시술에 대해 어떤 입장을 갖고 있는가? 무엇을 중요하게 생각하는가? 의사결정 대리인이 무엇을 중요하게 생각하기를 바라는가?

내가 첫 번째로 중요하게 생각하는 문제는 - 많은 사람들이 그렇듯이- 연명시술 중단을 결정하는 시점에서 아직 정신 상태가 온전한가? 또는 뇌기능이 다소 손상이 되었더라도 의식이 남아 있는가? 라는 것이다.

　두 번째로 고려하는 문제는, 신체 기능이 어떤 수준으로 작동하고 있는가? 얼마나 고통을 받고 있는가? 완화 치료는 어느 수준으로 받을 것인가? 가족들에게 어떤 부담을 주고 있는가? 모든 일상생활을 다른 사람에게 의지해야 하는가? 라는 것이다.

　그리고 셋째는 어디에서 임종을 맞을 것인가에 대한 것이다. 집에서 가족들과 친구들과 마지막 시간을 함께 보내며 삶을 마무리할 것인가? 아니면 시설의 격리된 공간에서 혼자 세상을 하직할 것인가?

　나의 경우에는, 정신이 온전하고 고통이나 불편을 참을 만하다면 모든 합리적인 방법을 사용해서 오래 살기를 원한다. 하지만 의식이 없고 회생이 불가능한 상태로 단지 생명을 유지한다거나 또는 극심한 고통에 시달린다면, 생명 연장을 위한 인공적인 영양 섭취는 원하지 않으며 남은 시간을 좀 더 편안하게 보낼 수 있는 치료만을 원한다.

　응급실이나 중환자실에서 일하는 의료인들 중에 내가 알고 있는 사람들은 대부분 사전의료의향서를 작성했다. 왜? 우리는 사전의료의향서를 갖고 있지 않은 사람들에게 어떤 일이 일어나는지 누구보다 잘 알고 있기 때문이다. 우리는 기적적으로 건강을 회복해서 일어나는 환자들을 보곤 한다. 하지만 어떤 '치료'는 사실상 죽어가는 환자를 고문하는 것이나 다름없다. 그리고 의학이 절대적으로 정확하게 판단할 수는 없지만, 적어도 의미 없는 연명시술을 중단하고 겸허하게 자연의 순리를 따라야 할 때가 되었다는 것을 알 수 있다.

나는 개인적인 권리를 행사할 수 있는 성인이라면 누구나 사전의료의향서를 준비해야 한다고 믿는다. 각자 자신이 원하는 것에 대해 생각하고 믿을 수 있는 사람들과 의논하고 나서 양식을 작성하면 된다. 좀 더 확실한 법적 효력을 원한다면 공증을 받을 수 있다. 그리고 가까운 사람들에게 사전의료의향서를 어디에 보관하고 있는지 알리는 것이 중요하다. 의사와 병원이나 요양 시설에 한 부씩 제출할 수도 있다. 그리고 바람이나 환경이 변할 때마다 갱신을 하면 된다. 다시 말하지만, 사전의료의향서를 작성하는 것은 비용이 거의 들지 않지만 언젠가 아주 요긴하게 사용될 것이다.

나는 존스홉킨스 블룸버그 공중보건대학원에서 의료보험 제도를 포함한 의학 관련 문제에 대해 강의를 하고 있다. 참석자들은 대부분 20대에서 30대로 다양한 국적을 가진 대학원생들이다. 그들은 대학에서 각자 다른 분야를 전공하고 의사, 간호사, 변호사, 사회복지사, 과학자, 그리고 경영이나 공공정책 분야에서 일하는 사람들이다. 이처럼 각계의 전문가들이 모이기 때문에 종종 의학뿐 아니라 윤리, 경제, 정치에 이르는 다양한 주제로 흥미로운 토론이 벌어진다.

연명시술에 대한 이야기가 나올 때마다 나는 가장 먼저 학생들에게 사전의료의향서를 작성한 사람이 얼마나 되는지 묻곤 한다. 그러면 몇몇 사람이 손을 드는데 절대 청중의 20퍼센트가 넘지 않는다. 그러면 나는 학생들에게 적절한 양식을 구하거나 직접 만들어서 작성을 해오라는 숙제를 내준다. 어떤 문제에 대해 토론을 하고 의견을 제시하기 위해서는 가능하면 개인적 경험을 갖고 있는 것이 중요하다고 생각하기 때문이다.

사전의료의향서를 작성하게 되면 자연스럽게 삶과 죽음에 대해 깊이 성찰하는 시간을 가질 수 있다. 학생들은 나중에 내게 찾아와서 그런 경험을 할 수 있게 해주어서 감사한다는 인사를 한다. 그 시간에 그들은 자신이 갖고 있는 기본적인 가치관을 확인할 수 있었다고 했다. 또한 그들은 의료 제도와 그 종사자들을 바라보는 관점이 변했다고 말한다. 한 학생은 환자들은 물론이고 의료인들이 느끼는 어려움에 좀 더 공감할 수 있게 되었다고 말했다.

내가 이 책을 쓴 이유는 우리 각자가 현대의 의료 체계를 어떻게 이용할 것인지를 생각해볼 필요가 있다고 믿기 때문이다. 지금까지 의학적 결정은 주로 의사가 판단하고 환자가 동의하는 방식으로 이루어져 왔다. 일반적인 진료에서는 이 방식이 적절하지만 연명시술에서는 갈등이 일어날 소지가 다분하다. 환자의 바람을 알지 못하는 상황에서 연명시술을 중단한다면 의료진이 법적인 책임을 져야할 수 있다. 또한 아무도 결정을 하지 않는다면 환자는 삶을 정리해야 하는 시간에 불필요한 의료 조치에 시달리게 된다. 이것은 환자 본인만의 문제로 그치는 것이 아니다. 회생이 불가능한 식물인간의 상태가 된 환자의 가족들은 속절없이 몇 년을 고통 속에서 보낼 수도 있다. 의식이 없고 회생이 불가능한 상태가 된다면 언제까지 의미 없는 연명 시술로 고통을 받을 것인가? 그 동안 가족들은 정신적이며 경제적으로 얼마나 고통을 겪을 것인가? 가족들 사이에 불화가 일어나지 않을까?

사전의료의향서를 작성해서 연명시술에 대해 미리 선택한다면 언젠가 죽음을 대면하게 되었을 때 불필요한 고통을 받지 않고 떠날 수 있을 것이며 가족들의 정신적이고 물질적인 부담을 크게 덜어줄 것이다. 또한 삶을 마무리하면서 가족들이나 친구들과 화해하고 용서하며 사랑을 확인하는 시간을 가질 수 있다. 뒤에 남겨진 사람들은 세월이 흐른 후에도 그 경험을 숙연한 마음으로 돌아볼 것이다.

앞에서도 말했듯이, 우리에게는 죽음을 부정하는 정서가 있다. 심리치료사 조세핀 스파이어는 생명을 귀하게 여기는 사회가 되기 위해서는 죽음이라는 통로를 지나가는 사람들과 감정이입을 나누는 것이 필요하다고 말한다. "우리가 죽음을 삶의 일부로 받아들일 수 있을 때 환자, 죽어가는 사람, 그리고 유족들에 대한 이해가 깊어질 수 있다."

우리는 죽음을 맞이하는 방법에서 과거와 현재의 장점을 취할 필요가 있다. 현대 의학과 인간적인 동정심이 제공하는 모든 도구를 활용해서 건강하고 활기찬 삶을 살아야 할 것이고 마침내 이 세상에서 주어진 삶을 다하고 떠날 때에는 품위 있고 편안한 죽음을 맞이할 수 있어야 한다.

우리에게는 삶을 마감하는 시간에 능동적으로 참여할 수 있는 기회가 주어졌다. 그 기회를 활용하기 위해서는 행동을 취해야 한다. 충분히 신중하게 생각하고 난 후에 사전의료의향서를 작성하는 것이다.

부록

사전의료의향서(事前醫療意向書)를 소개합니다

다음은 보건복지부 지정 생명윤리정책연구센터에서 만든
사전의료의향서의 양식고· 작성 설명서입니다.

보건복지부 지정 생명윤리정책연구센터
Bioethics Policy Research Center

묻고 답하기

질문) 사전의료의향서란 무엇인가요?

답변) 사전의료의향서는 사람이 죽음에 임박하여 자기 자신에 대한 의료인의 치료 여부 및 방법에 대해 스스로 합리적으로 결정하고 표현할 수 없을 때를 대비하여 본인이 미리 작성하는 서면 진술서를 말합니다. 외국에서는 '사전의료계획(Advance Care Plans)'의 한 부분으로 건강할 때 미리 작성하도록 법으로 규정하고 있습니다. 그러나 우리나라에는 아직 관련 법률이 없습니다.

질문) 언제 작성해야 하나요?

답변) 본인의 의사를 합리적으로 결정하고 표현할 수 있는 민법상 성인이라면 언제든지 작성할 수 있습니다.

질문) 변경이나 철회가 가능한가요?

답변) 본인의 의사에 따라 언제든지 변경이나 철회가 가능합니다.

질문) 내가 작성한 사전의료의향서가 법적 효력을 가지나요?

답변) 현재 사전의료의향서 관련 법률은 없습니다. 다만, 2009년 대법원은 의학적 치료에 관하 의사결정 능력이 없는 환자의 연명치료를 중단하기 위해서는 '환자의 합리적인 치료중단 의사'가 사전에 있어야 한다고 판시하였습니다(대판 2009. 5.21. 2009다 17417) 결과적으로, 자기 자신에 대한 치료 여부에 관해 미리 의견

을 밝혀두면 그 효력이 인정된다는 것입니다. 만약 사전의료의향
서에 더 확실한 효력을 원한다면, 개별적으로 공증을 받을 수 있
습니다.

질문) 사전의료의향서의 유효기간은 언제까지인가요?
답변) 작성한 의향서는 변경이나 철회가 있을 때까지 유효합니다.

질문) 작성한 사전의료의향서는 어떻게 사용하나요?
답변) 본인이 의사를 합리적으로 결정하고 이를 표현할 수 없는
상태가 되었을 때 본인에게 행해지는 치료 방법 및 치료 내용을
결정하는 데 사용될 것입니다. 가족과 의료인은 이미 작성한 사전
의향서를 확인하여 환자를 위해 치료 방법 및 치료 내용을 결정
할 것입니다.

질문) 사전의료의향서 작성 후 보관 방법은 어떻게 되나요?
답변) 작성한 사전의료의향서의 원본은 본인이 보관합니다. 사본
의 보관을 원하는 경우, 생명윤리정책연구센터의 보관 서비스를
무료로 이용할 수 있습니다. 원본과 사본의 필체와 서명이 모두
일치해야만 효력이 발생할 수 있습니다.

사전의료의향서 작성 방법

먼저 박스 안의 설명을 읽고 완전히 숙지한 후에 흰색 칸에 작성자의 이름을 자필로 쓰십시오.

I 무의미한 연명시술의 거절(중지) 지시(복수 선택 가능)

무의미한 연명시술을 거절(중지)하더라도 편안하게 지낼 수 있는 서비스는 계속 받을 수 있습니다. 원하는 항목에 체크(∨) 하십시오. 1개 이상 선택이 가능합니다.

II 적용시기 선택(복수 선택 가능)

본인이 스스로 결정할 수 없을 때를 대비하여 가족이나 의료진 등 주변 사람들이 사전의료의향서에 기재된 내용을 바탕으로 의학적 치료에 대한 결정을 내리는 시기를 선택하는 항목입니다. 원하는 항목에 체크(∨) 하십시오. 1개 이상 선택이 가능합니다.

III 작성자 서명

사전의료의향서를 작성한 사람이 본인임을 증명하기 위한 서명을 합니다. 이름, 주민등록번호, 연락처, 주소를 차례로 기입하고 반드시 자필 서명하십시오.

증인은 스스로 증인이 되겠다는 의사를 합리적으로 결정할 수 있는 민법상 성인이어야 합니다. 증인은 사전의료의향서의 작성 과정에 어떠한 압력이나 기망 또는 영향력을 행사하여서는 안 됩니다. 이름, 주민등록번호, 연락처, 주소를 차례로 기입하고 반드시 자필 서명하십시오.

작성일시에는 사전의료의향서의 작성 시점을 년, 월, 일, 시, 분까지 정확하게 기입하십시오.

IV. 선택 항목(이 항목은 원하는 경우에만 기입하십시오)

1 의사결정대리인 지정

가족이나 가까운 사람 중에서 본인의 가치관을 잘 알 수 있는 민법상 성인을 지정합니다. 의사결정대리인은 연락두절 등에 대비하여 2명 이상 기입할 수 있습니다. 이름, 성별, 관계, 연락처를 기입합니다.

2 사본의 보관

사전의료의향서의 원본은 본인이 보관하고 가까운 사람들에게 보관 장소를 알립니다. 본인이 원하는 경우, 사본을 기관이나 병원에 보관 의뢰할 수 있습니다. 작성한 사전의료의향서는 담당 의사의 판단에 따라 본인이 의학적 치료에 대해 결정할 수 없다고 판단되는 경우에 사용될 것입니다. 사전의료의향서는 본인의 의사에 따라 언제라도 변경 또는 철회가 가능합니다.

사전의료의향서 양식은 생명윤리정책연구센터(02-2228-2670~2)와 각당복지재단(02-736-1928)에서 신청과 상담을 받고 있습니다.

사전의료의향서(事前醫療意向書)

Ⅰ. 무의미한 연명치료의 거절(중지) 지시(복수 선택 가능)

나의 건강이 회복 불가능한 상태에서 생명유지장치를 사용한 연명치료가 신체적·정신적 고통만 증가
시키며 죽음의 과정을 무의미하게 연장한다면 다음(Ⅱ) 항목에서 선택한 시기에 아래와 같이 원합니다.

구 분	설 명	원합니다	원하지 않습니다
생명유지 장치	생명유지장치의 사용		
	〈생명유지장치 예시〉 **심폐소생술 시행**: 심장과 폐가 멈추었을 때 가슴을 눌러 피를 몸으로 보내고 공기를 불어넣는 방법입니다. **강심제·승압제 투여**: 심장의 박동 기능을 회복하는 약물. 혈압을 올리는 약물을 투여하는 방법입니다. **제세동기 적용**: 전기자극을 이용하여 불규칙한 심장 박동을 치료하는 방법입니다. **인공호흡기 적용**: 기도에 관을 넣어 인공적으로 호흡할 수 있도록 도와주는 방법입니다.		
통증조절 조치	신체적·정신적 고통을 줄이는 의학적 조치		
인위적인 영양공급	위나 장으로 삽입한 튜브나 혈관을 통한 영양 공급		

다만 위의 경우에도 별도 요청이 없는 한 체온 유지, 욕창 예방, 배변·배뇨 도움, 수분 및 영양 공급
과 같은 청결하고 편안하게 지낼 수 있는 조치는 원합니다.

Ⅱ. 적용 시기 선택(복수 선택 가능)

나의 건강이 다음과 같은 상태에 이르면 위(Ⅰ) 항목의 선택에 따라 실행하여 주기 바랍니다.

구 분	설 명	시기 선택
뇌기능의 심각한 장애	호흡과 체온 유지 등을 담당하는 뇌의 기능에 심각한 장애가 있으며, 그 회복이 불가능하고, 단기간 내에 죽음을 맞이할 가능성이 높은 것으로 의료진이 판단한 경우	
질병 말기	질병의 말기 상태로 건강 회복이 불가능하고, 단기간 내에 죽음을 맞이할 가능성이 높은 것으로 의료진이 판단한 경우	
노화(老化)로 인한 죽음 임박	특정 질병이 없이 노화로 몸의 모든 장기와 조직이 기능을 다하여 단기간 내에 죽음을 맞이할 가능성이 높은 것으로 의료진이 판단한 경우	

Ⅲ. 작성자의 서명

<table>
<tr><td rowspan="3">작성자</td><td>성 명:</td><td>서명/인</td><td>주민등록번호:</td><td>–</td></tr>
<tr><td>전 화:</td><td></td><td></td><td></td></tr>
<tr><td>주 소:</td><td></td><td></td><td></td></tr>
<tr><td rowspan="3">증 인</td><td>성 명:</td><td>서명/인</td><td>생년월일:</td><td>년   월   일</td></tr>
<tr><td>성 별:</td><td>□ 남   □ 여</td><td>전 화:</td><td></td></tr>
<tr><td>주 소:</td><td></td><td></td><td></td></tr>
<tr><td>작성일시</td><td colspan="4">년   월   일   시   분</td></tr>
</table>

Ⅳ. 선택 항목(이 항목은 <u>원하는 경우에만</u> 기입하십시오)

1. 대리인 지정

나는 스스로 치료 결정을 할 수 없는 때를 대비하여 나의 평소 가치관과 인생관을 충분히 이해하고 있는 아래의 사람을 선순위 대리인으로 지정하고 치료 결정의 모든 권한을 위임합니다.

<table>
<tr><td rowspan="2">선(先)
대리인</td><td>성 명:</td><td>성 별:</td><td>□ 남   □ 여</td></tr>
<tr><td>관 계:</td><td>전 화:</td><td></td></tr>
</table>

만약 선순위 대리인이 의사결정을 내릴 수 없다면, 나의 치료 결정의 모든 권한을 아래의 후순위 대리인에게 위임합니다.

<table>
<tr><td rowspan="2">후(後)
대리인</td><td>성 명:</td><td>성 별:</td><td>□ 남   □ 여</td></tr>
<tr><td>관 계:</td><td>전 화:</td><td></td></tr>
</table>

2. 사본의 보관

이 사전의료의향서의 원본은 본인이 보관하며, 사본은 다음 장소에서 보관합니다.

<table>
<tr><td rowspan="2">보건복지부 지정
연세대학교
생명윤리정책연구센터</td><td>주 소: (120-752) 서울시 서대문구 연세로 50 연세의료원 종합관 334호</td></tr>
<tr><td>전 화: 02-2228-2670~2672</td></tr>
</table>

※ 사본 보관을 원하는 경우 <u>위 왼쪽의 네모 칸에 표시한 후</u> 사본을 본을 동봉하여 위 주소로 보내주십시오.

※ 사본을 보관하는 경우 <u>사본 보관 확인증을</u> 보내드립니다.

2010년 12월부터 사전의료의향서 쓰기 운동을 시작한 복지부 지정 생명윤리정책연구센터에서 보관하고 있는 사전의료의향서 사본 1400부를 분석한 결과는 다음과 같습니다.

1. 여자가 64.4%(902명), 남자 35.6%(498명)으로 여자들이 월등히 많았으며, 연령대는 70대-60대-50대 순으로 연령이 높을수록 많았습니다.
2. 16개 지역 중 사전의료의향서 사본 보관 서비스를 가장 많이 신청한 지역은 서울(284부)를 물리치고 경기(352부)가 가장 높았으며, 3위는 부산(203부)이 차지했습니다.
3. 원하지 않는 시술(복수선택) 항목을 분석한 결과는 남녀 모두 인공호흡기 등과 같은 생명유지장치의 사용- 인공 영양공급-통증 조절조치 순이었습니다.
4. 사전의료의향서 사본의 적용 시기를 복수로 선택하게 한 결과 남녀 모두 뇌기능의 심각한 장애(남 428명/여 782명)·질병말기(남 423명/여775명)·노화(남 409명/여 770명) 순이었습니다.
5. 의사결정대리인 지명에서는 남자는 무응답-아내-아들 순이었으며, 여자는 무응답-아들-남편 순이었습니다.

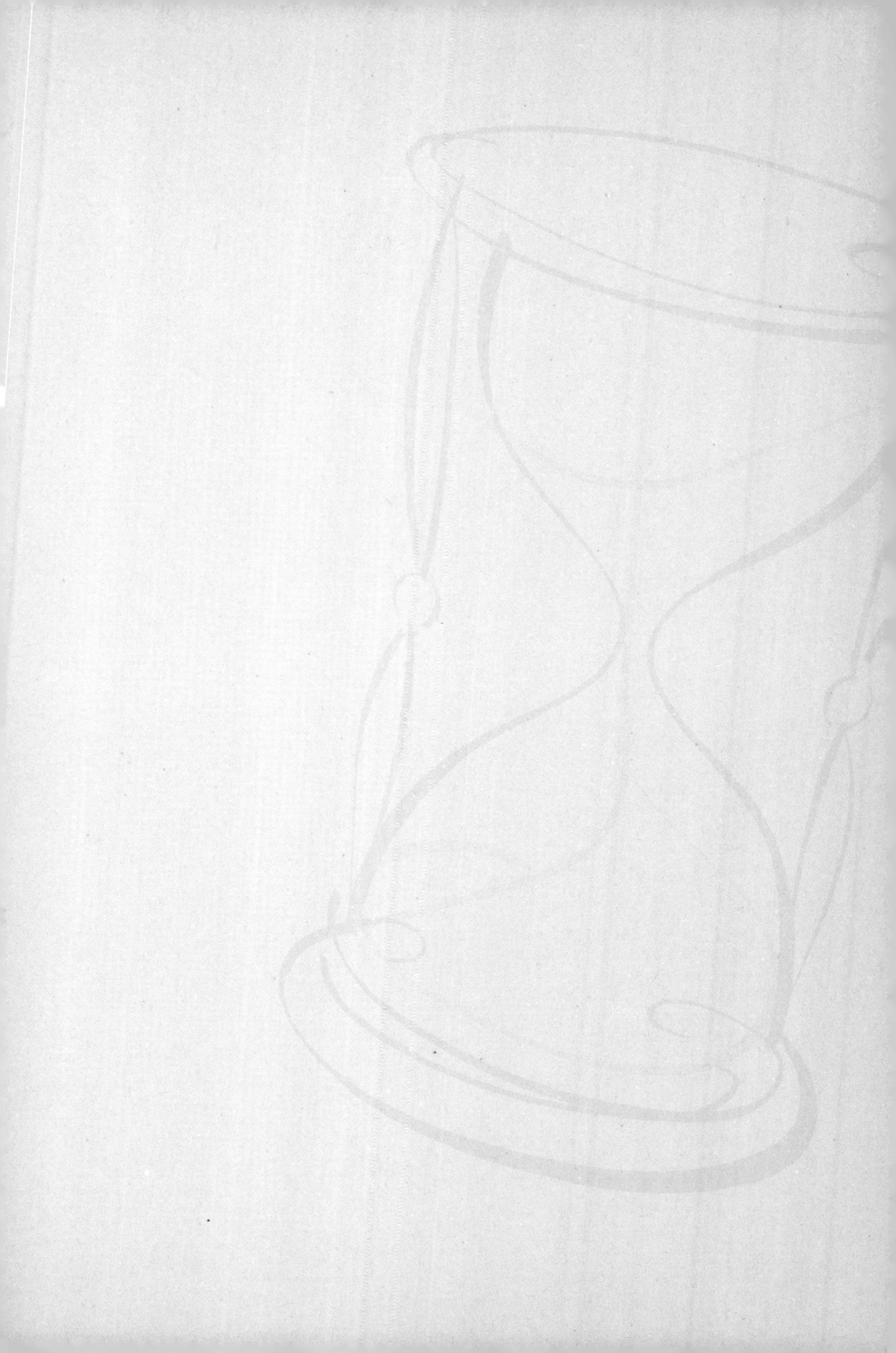

더 나은 죽음

처음 펴낸 날: 2012년 6월 15일
지은이: 댄 모하임 M. D.
옮긴이: 노혜숙
감수자: 이일학 M. D.
표지, 본문 디자인: (주)끄레 어소시에이츠
필름출력: 스크린
인쇄: 대정인쇄
제본: 쌍용

펴낸 곳: 도서출판 아니마
출판 등록: 2008년 12월 11일 396-2008-000092호
주소: 경기도 고양시 일산동구 중산동 1680번지 하늘마을 109-903
전화: 031-908-2158
영업: 02-322-1845
팩스: 02-322-1846
이메일: animapub@naver.com

ISBN 978-89-965393-3-9